编著◎李继玉

# 症敷贴祛百病

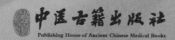
中医古籍出版社
Publishing House of Ancient Chinese Medical Books

图书在版编目（CIP）数据

对症敷贴祛百病 / 李继玉编著 . -- 北京：中医古籍出版社，2023.3
ISBN 978-7-5152-2606-4

Ⅰ.①对… Ⅱ.①李… Ⅲ.①中药外敷疗法 - 问题解答 Ⅳ.①R244.9-44

中国版本图书馆CIP数据核字(2022)第224134号

## 对症敷贴祛百病

李继玉　编　著

| | |
|---|---|
| 策划编辑 | 李　淳 |
| 责任编辑 | 张　楚 |
| 封面设计 | 王青宜 |
| 出版发行 | 中医古籍出版社 |
| 社　　址 | 北京市东城区东直门内南小街16号（100700） |
| 电　　话 | 010-64089446（总编室）010-64002949（发行部） |
| 网　　址 | www.zhongyiguji.com.cn |
| 印　　刷 | 水印书香（唐山）印刷有限公司 |
| 开　　本 | 710mm×1000mm　1/16 |
| 印　　张 | 13 |
| 字　　数 | 180千字 |
| 版　　次 | 2023年3月第1版　2023年3月第1次印刷 |
| 书　　号 | ISBN 978-7-5152-2606-4 |
| 定　　价 | 68.00元 |

# 前言

敷贴疗法又称为"外敷法"，是以中医基础理论为指导，应用中草药制剂，施于皮肤、孔窍、腧穴及病变局部等部位的治病方法，是中医最常用的外治法之一。

中医敷贴疗法大多来源于民间，流传于民间，将鲜药捣烂或将干药研成细末后，用水、酒、醋、蜜、植物油、鸡蛋清、葱汁、姜汁、蒜汁、菜汁、凡士林等调匀，直接涂敷于患处或穴位，本着简、便、廉、验的原则造福于民。它不仅对外科、骨伤科、皮肤科、五官科、肛肠科等各科疾病的治疗独具特色，而且对内科、妇科、儿科疾病也有显著疗效，尤对老幼虚弱之体、攻补难施之时，或不肯服药之人、不能服药之症，更有内服法所不具有的诸多优点，因而敷贴疗法备受历代医家推崇。

本书简述了敷贴疗法的基本知识，并介绍了具体治疗方式。将常见病按内科、外科、五官科、皮肤科、妇科、儿科、骨伤科分类，更方便读者查阅。针对一种疾病提供多种敷贴疗法，读者可依据自身症状来选择。书中所列的敷贴疗法，以上手容易、疗效显著为特点，可以让读者在家轻松地祛病或保健。

敷贴疗法已经普及到普通家庭，这充分体现了人们对中医文化及中医防病治病疗法的认可、接受和应用。希望通过本书，使读者可以了解、应对常见病，为自己和家人的健康带来福音。

编者

# 目录

## 第一章 敷贴常识知多少

敷贴疗法简介 / 002
敷贴疗法的特点 / 003
敷贴疗法的原则 / 005
敷贴疗法的常用药物 / 006
敷贴疗法的常用赋形剂 / 007
敷贴疗法的常用剂型 / 008
常用敷贴疗法 / 010
敷贴疗法的适用范围 / 012
敷贴疗法的注意事项 / 012

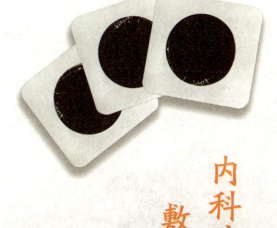

## 第二章 内科病症敷贴良方

咳嗽 016
感冒 018
哮喘 020
气管炎 022
肺炎 024
肺结核 026
呕吐 028
头痛 030
眩晕 032
腹痛 034

| | |
|---|---|
| 慢性腹泻 | 036 |
| 便秘 | 038 |
| 胃痛 | 040 |
| 慢性胃炎 | 042 |
| 胃及十二指肠溃疡 | 044 |
| 胃下垂 | 046 |
| 肾结石 | 048 |
| 肾炎 | 050 |
| 阳痿 | 052 |
| 遗精 | 054 |
| 尿失禁 | 056 |
| 病毒性肝炎 | 058 |
| 肝硬化 | 060 |
| 高脂血症 | 062 |
| 糖尿病 | 064 |
| 吐血 | 066 |
| 中风 | 068 |
| 面瘫 | 070 |
| 三叉神经痛 | 072 |
| 癫痫 | 074 |
| 高血压 | 076 |

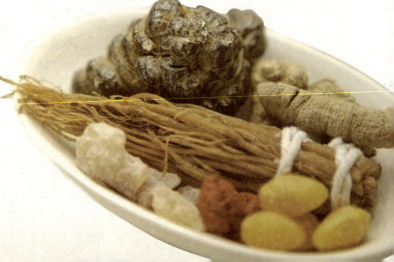

## 第三章

## 外科病症敷贴良方

| | |
|---|---|
| 风湿性关节炎 | 078 |
| 外伤出血 | 080 |
| 烧烫伤 | 082 |
| 毒蛇咬伤 | 084 |
| 颈淋巴结核 | 086 |
| 乳腺增生 | 088 |
| 急性乳腺炎 | 090 |
| 疝气 | 092 |
| 前列腺炎 | 094 |
| 胆囊炎 | 096 |
| 胆石症 | 098 |
| 腱鞘炎 | 100 |
| 肋软骨炎 | 102 |
| 骨髓炎 | 104 |
| 阑尾炎 | 106 |
| 肠梗阻 | 108 |
| 肛裂 | 110 |
| 脱肛 | 111 |
| 痔疮 | 113 |

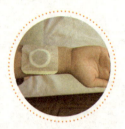
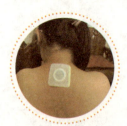

## 第四章 五官科病症敷贴良方

| | |
|---|---|
| 睑腺炎 | 116 |
| 旋耳疮 | 118 |
| 鼻疳 | 120 |
| 唇疔 | 122 |
| 口腔溃疡 | 124 |
| 舌疮 | 126 |
| 牙宣 | 128 |
| 面部疔疮 | 130 |

## 第五章 皮肤科病症敷贴良方

| | |
|---|---|
| 白癜风 | 134 |
| 疖 | 136 |
| 冻疮 | 138 |
| 臁疮 | 140 |
| 压疮 | 142 |
| 丹毒 | 144 |
| 痤疮 | 146 |
| 腋臭 | 148 |
| 甲沟炎 | 150 |
| 鸡眼 | 152 |

## 第六章 妇科病症敷贴良方

- 闭经　　　　　　　156
- 崩漏　　　　　　　157
- 带下病　　　　　　158
- 慢性盆腔炎　　　　160
- 妊娠呕吐　　　　　162
- 妊娠水肿　　　　　164

## 第七章 儿科病症敷贴良方

- 小儿夜啼　　　　　168
- 百日咳　　　　　　169
- 麻疹　　　　　　　171
- 流行性腮腺炎　　　172
- 小儿遗尿　　　　　174
- 婴儿湿疹　　　　　175
- 小儿汗证　　　　　176
- 小儿厌食症　　　　177
- 小儿急惊风　　　　178
- 小儿口疮　　　　　179

## 第八章

## 骨伤科敷贴良方

| | |
|---|---|
| 颈椎病 | 182 |
| 肩周炎 | 184 |
| 软组织损伤 | 186 |
| 足跟痛 | 188 |
| 急性腰扭伤 | 190 |
| 骨折 | 191 |
| 足跟骨刺 | 193 |
| 踝关节扭伤 | 194 |
| 肥大性脊柱炎 | 195 |
| 膝关节骨性关节炎 | 197 |
| 骨关节结核 | 198 |

# 第一章
## 敷贴常识知多少

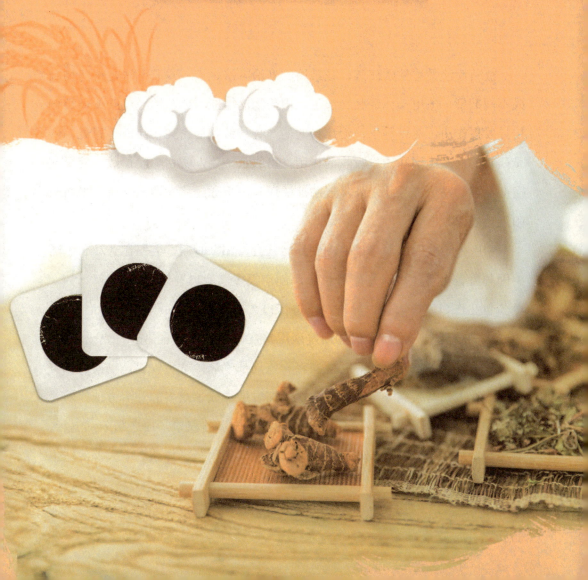

# 敷贴疗法简介

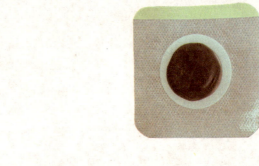

敷贴疗法又称外敷疗法，是常用的外治方法之一。敷贴疗法是将药物制成不同剂型，施用于体表某一部位，借药物的性能，使药性经皮肤或循经络传导发挥作用，达到养生、治疗目的的一种传统疗法。药物涂敷于患处，依靠药物的箍集围聚和透皮吸收的作用，可收敛疮疡，防止毒邪扩散，使局部病变易消、易敛。除此之外，敷贴疗法还具有疏通经络、调和气血、平衡阴阳之功效。

中医外治法的起源可以追溯到原始社会，那个时候，人们在劳动和生活中因与野兽搏斗，和严寒酷暑抗争，创伤很多，就自发地运用野草、树叶、草药包扎伤口、拔去体内异物、压迫伤口止血等，形成最原始的外治疗法。随着火的发现与应用，人们逐渐发现用兽皮、树皮等包裹热的石块或沙土，可以保持较长的取暖时间，并能减轻一些局部疼痛，这可以说是早期的热熨方法。在人类与疾病斗争的过程中，逐渐发展形成了众多的外治方法。随着社会生产力的不断发展，医疗经验得到了进一步的积累，加之阴阳、五行、脏腑、经络诸学说的形成和完善，逐渐确立了中医药学体系，中医外治法也随之更加多样化。

早在殷商时期的甲骨文中，就有大量关于中医外治的经验体会描述。到周代，在《周礼·天官》中记载了治疗疮疡常用的外敷药物疗法、药物腐蚀法等。成书于秦汉以前的《五十二病方》是我国目前发现最早的一部医学文献，其中就有"蚖……以蓟印其中颠"的记载，即白芥子捣烂外敷百会穴，使局部皮肤发红，治疗毒蛇咬伤。晋代葛洪所著《肘

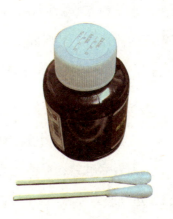

后备急方》中介绍了许多有科学价值的经验，如用狗脑敷治疯狗咬伤，开创了用免疫法治疗狂犬病的世界先例。南北朝时期有了我国现存最早的外科专著《刘涓子鬼遗方》，载有痈疽的鉴别诊断以及内外处方140个，首创用水银膏治疗皮肤病。此后的《备急千金要方》《太平圣惠方》《食疗本草》《普济方》《本草纲目》等医药书籍中均有敷贴疗法的相关记载。晚清吴师机（吴尚先）的《理瀹骈文》则集敷贴疗法之大成，标志着敷贴疗法临床应用达到了更为完善的水准。现在，敷贴疗法在临床上的应用极为广泛，其优点是药物直接接触病灶或通过经络气血的传导，以达到治疗疾病的目的，不经消化道吸收，不发生胃肠道反应。

## 敷贴疗法的特点

敷贴疗法以中医的基础理论为指导，以中医的整体观念和辨证论治为前提，建立在病因病机、四诊八纲、脏腑经络等原则基础上，与内治法的根本区别在于其将药物等施用于人体外表。敷贴疗法的作用机制与内治之理基本

相同，都是根据疾病的在表在里、在腑在脏、虚实寒热、标本缓急的不同，采用不同的方法。吴师机在《理瀹骈文》提出："外治之理，即内治之理，外治之药，亦即内治之药，所异者法耳。"

### ➡ 穴位敷贴的原理

穴位敷贴是将药物敷在特定的部位，即腧穴。穴位循序分布于十四经脉之上，为人体脏腑、经络之气游行出入体表之所在，敷贴之药切于皮肤腧穴之上，药气速到经脉，摄于体内而达到病所，从而达到调节脏腑气血阴阳之效、祛邪外出之功。现代药理学研究发现，腧穴对药物具有外敏感性和放大效应，因为穴位皮肤角质层较薄，较周围皮肤阻抗力为低，且经络系统是低电阻的运行通道。因此，药物敷贴于特殊经穴，能迅速在相应组织器官产生较强的药理效应，起到单相或双相调节作用。故穴位敷贴实本于针灸经络穴位治病之理，法虽异而其理一。

### ➡ 敷贴药物的作用机制

敷贴药物直接作用于患处皮肤，如同内服药物在肠胃内分清别浊，能将药之气味透过皮肤直达经脉摄于体内，融化于津液之中，具有内外一贯之妙，正如古人所说的"切于皮肤，彻于肉里，摄于吸气，融于津液"。随其用药，能祛邪，拔毒气之外出，抑邪气以内消；能扶正，通营卫，调升降，理阴阳，安五脏，挫折五郁之气，而资化源。基于以上两点，敷贴疗法可收到穴效、药效的双重效应。

### ➡ 敷贴疗法的优势

口服药物都是通过胃液分解，小肠吸收，血液送达全身各个部位（不论是有病需要药物的部位还是无病不需要药物的部位），最后由肝脏解毒，肾脏排出。为了达到治病目的，必须加大用药量才能使到达病灶的药物达到治疗剂量，在为一个部位治病的同时使全身各个部位都受到了药物的毒害，也加重了肝、肾的解排毒负担。与口服药相比较，敷贴疗法用药绕过胃肠屏障直达病灶，用药量小，对身体其他部位几乎无毒副作用，肝、肾解排毒负担小。随着促透皮技术、缓释技术在敷贴疗法中的应用，药物作用病灶更直接、更持久。

## 敷贴疗法的原则

敷贴疗法适用于内科、外科、妇科、儿科、骨伤科、皮肤科的诸多疾病，但必须在中医理论的指导下进行辨证施治。用敷贴疗法治病要根据疾病的特点进行辨证立法、选方用药。临证时通过望、闻、问、切四诊，结合阴、阳、表、里、寒、热、虚、实八纲，对错综复杂的病情进行分析和归纳，在确定病变所属的部位、经络、脏腑后探求病机，辨明主次、轻重、缓急，然后确定如何用药。这就是所谓的"先辨证、次论治、后用药"的原则，以下是敷贴疗法的常用治疗原则。

### ● 讲究辨证论治

找出疾病的根本病因和病机，抓住疾病的本质，然后用具体的方药进行治疗，才能收到较好的疗效。辨证论治的精髓是整体调治，人本身是一个整体，人和自然又是一个整体。因此，尽管病的范围可能只是在局部，但还要看到，局部疾病也是全身情况的一个反应，而局部的疾病也可影响到全身。治疗时不仅要考虑局部调治，还要考虑全身调治。

### ● 要因人因时因地制宜

人体与自然界是息息相关的整体，不同人在内外因素的影响下有一定的差异。因此，必须根据患者的性格、年龄、体质、生活习惯、所在地地理环境和四时气候变化等情况的不同，采取适宜的治疗方法。不能孤立地看待病证，机械地生搬外治法，否则会影响疗效。

### ➡ 知标本、明缓急

疾病分标本，病情分缓急，在应用敷贴外治法时，必须分清标本，辨明缓急，急则治其标，缓则治其本，这样才能得心应手，使疾病获得痊愈。

## 敷贴疗法的常用药物

凡是临床上有效的汤剂、方剂，一般都可以熬膏或者研末作为敷贴药物，用以防治相应疾病。敷贴临床常用药物大致可分三类：

**通经走窜、开窍活络类药物：** 如冰片、麝香、丁香、薄荷、樟脑、皂角、乳香、没药、花椒、肉桂、细辛、白芷、姜、葱、蒜、韭等。此类药物具有芳香通络作用，能够率领群药开结行滞，直达病所，拔病外出。但此类药物易耗伤人体气血，不宜过量使用。

**刺激发泡类药物：** 如白芥子、斑蝥、毛茛、蒜泥、生姜、甘遂、石龙芮、铁线莲、威灵仙、墨旱莲等。此类药物对皮肤具有一定的刺激作用，可使局部皮肤充血、起泡，能够较好地发挥刺激腧穴作用，以达到调节经络脏腑功能的效果。

**气味俱厚类药物：** 如生半夏、附子、川乌、草乌、巴豆、生南星、苍术、牵牛子、番木鳖、大戟等。此类药物气味俱厚，药力峻猛，其中有些甚至力猛有毒。正如吴师机所云："膏中用药味，必得气味俱厚者方能得力。"这类药物在临床应用时，应注意掌握用量及敷贴时间，不宜用量过大，敷贴时间也不宜过长。

# 敷贴疗法的常用赋形剂

赋形剂能够帮助药物附着,促进药物渗透吸收,因此,赋形剂选用适当与否,直接关系到保健治疗的效果。以下为现代敷贴疗法中主要常用赋形剂:

**水:** 可将药粉调为散剂、糊剂、饼剂等,既能使敷贴的药物保持一定的湿度,又有利于药物附着和渗透。

**盐水:** 味咸,性寒。能软坚散结、清热、凉血、解毒、防腐,并能矫味。

**酒:** 味甘、辛,性大热。能活血通络、祛风散寒、行药势、矫味矫臭。可起到行气、通络、消肿、止痛等作用,促使药物更好地渗透吸收以发挥作用。

**醋:** 味酸、苦,性温。具有引药入肝、理气、止血、行水、消肿、解毒、散瘀止痛、矫味矫臭作用。可解毒、化瘀、敛疮。

**生姜汁:** 味辛,性温,升腾发散而走表,能发表、散寒、温中、止呕、开痰、解毒。

**蒜汁:** 味辛,性温,能行滞气、暖脾胃、消癥积、解毒杀虫。

**凡士林:** 呈半透明状,主要是配制各种软膏、眼膏的基质,还可用于皮肤保护油膏。凡士林黏稠度适宜,穿透性较好,能促进药物的渗透,可与药粉调和为软膏外敷。

**鸡蛋清:** 有清热解毒之效,含蛋白质和凝胶,能增强药物的黏附性,可使药物释放加快,但容易干缩和变质。

**蜂蜜:** 味甘,性平。具有促进药物吸收的作用,被称为"天然吸收剂",不易蒸发,能使药物保持一定湿度,对皮肤无刺激性,具有缓急止痛、解毒化瘀、收敛生肌之效。

**麻油或植物油:** 可调和敷贴药,能增强药物的黏附性,能润肤生肌。

**透皮剂:** 近年来新兴的一种制剂,可增加皮肤通透性,促进药物透皮吸收，增强敷贴药物的作用。目前临床常用的透皮剂为氮酮，是无色或微黄的透明油状液体，性质稳定、无毒、无味、无刺激性，且促透效率相当高，是目前理想的赋形剂之一。

# 敷贴疗法的常用剂型

敷贴疗法使用的剂型很多，常见的有下列八种，其中又以粉剂、糊剂、膏剂最为常用。

### ➲ 粉剂（掺药）

将各种不同的药物研成粉末，根据制方规律，并按不同的作用，配伍成方，用时掺布于膏药或油膏上，或直接掺布于病变部位，谓之掺药，古称散剂，现称粉剂。掺药的种类很多，用来治疗外科疾患，范围很广，不论肿疡和溃疡均可应用，其他如皮肤病、肛门病等也同样可以施用。由于疾病的性质和阶段不同，应用时应根据具体情况选择用药，可掺布于膏药上、油膏上，或直接掺布于疮面上，或黏附在纸捻上再插入疮口内，或将药粉时时扑于病变部位，以达到消肿散毒、拔脓祛腐、腐蚀平胬、生肌收口、定痛止血、收涩止痒、清热解毒等目的。

掺药配制时，应研极细，研至无声为度。植物类药品，宜另研过筛；矿物类药品，宜水飞；麝香、樟脑、冰片、朱砂粉、牛黄等香料贵重药品，宜另研后下，再与其他药物和匀，制成散剂方可应用，否则用于肿疡药性不易渗透，用于溃疡容易引起疼痛。有香料的药粉最好以瓷瓶储藏，塞紧瓶盖，以免香气走散。近年来经过剂型的改革，可将药粉与水溶液相混合制成洗剂，或将药物浸泡于乙醇溶液中制成酊剂，便于患者应用。

### ● 糊剂

把药物研末拌匀过筛，用黏合剂（酒、醋、鸡蛋清等）将药物调匀即成，也可用鲜药捣制而成。用时直接敷贴于体表的特定部位。其特点是简单易行、疗效显著、药力持久、携带方便，特别适用于跌打损伤、疖肿、疔疮、痈疽、溃疡、肿疡等疾病的治疗。

### ● 油膏剂

油膏是将药物与油类煎熬或捣匀成膏的制剂，现称软膏。目前，油膏的基质有猪脂、羊脂、松脂、麻油、黄蜡、白蜡以及凡士林等。在应用上，其优点有柔软、滑润、无板硬黏着不舒的感觉，尤其对病灶在凹陷折缝处者，或大面积的溃疡，使用油膏更为适宜。特别适用于疖肿、疔疮、痈疽、溃疡、肿疡，以及化脓性骨髓炎、骨结核等疾病的治疗。

目前调制油膏大多应用凡士林或凡士林系矿物油，也可刺激皮肤引起皮炎，如见此等现象应改用植物油或动物油；若对药物过敏，则改用其他药。

### ● 丸剂

多由药物研末与赋形剂（如姜汁、猪胆汁、蜂蜜等）丸制而成，也可用圆形药物黏附药末而成。用时将丸剂用胶布固定于患处或所选穴位即可。

### ● 饼剂

将药物粉碎过筛后，加入适量的面粉拌糊，压成饼状，放笼上蒸30分钟，待稍凉后摊贴穴位。有些药物具有黏腻性，可直接捣融成饼，大小、重量应根据疾病轻重和敷贴部位而定。

### ● 锭剂

将敷贴药物粉碎过筛后，加水及面糊适量，制成锭剂，晾干，用时以水或醋磨糊，涂布穴位。本剂型多用于慢性病，可减少配制麻烦，便于随时应用。

### ➡ 栓剂

将药物研末，用醋、米饭、枣泥、麻油等制成圆锥形栓剂，主要用于阴道、肛门直肠、耳孔等孔窍处敷药，特别适用于阴道炎、宫颈糜烂、痔疮、中耳炎、耳鸣等疾病的治疗。

### ➡ 鲜药剂

将应用的生鲜药物，捣烂或切成片，直接敷贴于相应的穴位上。

用鲜草药外敷时，必须先洗净，再用 1：5000 高锰酸钾溶液浸泡后捣烂外敷，敷后应注意于湿度，干后可用冷开水时时湿润，以免患部干绷不舒。

## 常用敷贴疗法

### ➡ 敷法

较为常用。将生药剂或糊剂，直接敷在穴位上，其范围可略大于穴区，上以塑料薄膜盖之，并以纱布、医用胶布固定。每次敷药的时间宜据具体病症、所用药物而定，一般来说，在所敷药物干燥后予以换敷较宜。

### ➡ 贴法

此法也较常用。指用胶布型膏药直接贴压于穴区，包括将丸剂用胶布粘贴于所选处。操作简便，患者可自行操作。贴法保持时间较长，可 2～4 天换贴 1 次。

### ➡ 填法

本法仅用于神阙穴（肚脐）。将药膏或药粉填于神阙穴，填药量需据病症、年龄及药物而定，填药时间隔日或隔 2 日 1 次。

### ➡ 覆法

指用较多量药物的生药剂、糊剂或药饼，覆盖于病灶（包括体表病灶反应区）之上，加盖塑料薄膜，用纱布、胶布固定。覆法用药部位较大，多用于阿是穴。

### ➡ 涂法

也称擦法，将药汁、药膏、药糊等涂擦于穴区，也包括用毛笔或棉签浸湿后略蘸药粉涂敷于穴区。此法用药量少，适于小儿，或对皮肤有一定刺激性的药物敷涂。

### ➡ 滴法

将药汁根据病情需要温热或置凉后，一滴滴徐徐滴入穴区，以达到治疗目的。此法多用于神阙穴。

### ➡ 叩法

以特制的药捧，蘸药汁点叩穴区，可反复施行，具有敷贴药物和机械刺激的双重治疗作用。

### ➡ 离子透入法

在敷贴药物的同时加上治疗仪电极上的垫子，通以直流电，使药物离子透入体内，加强敷贴的治疗作用。此法近几年来在国内应用范围逐渐扩大。

### ➡ 熨敷法

有两法，一为将治疗药物切粗末炒热布包，乘热外敷穴位；二为在敷贴的同时，予以加热。此法将药物作用和温热作用结合在一起。

➡ **掺法**

指将药物研细,取少量掺在膏药(一般指硬膏药或膏药胶布)上,再敷贴穴位的一种方法。膏药或膏药胶布均系固定药方配制而成,通过掺加药物,有利于辨证施治,提高疗效。

## 敷贴疗法的适用范围

**内科:** 感冒、哮喘、咳嗽、疟疾、中风、高血压、痹证、失眠、胃痛、呕吐、呃逆、咯血、尿潴留等。

**外科:** 颈淋巴结核、前列腺炎、腰椎间盘突出症等。

**妇科:** 痛经、乳腺增生、慢性盆腔炎、习惯性流产等。

**儿科:** 小儿泄泻、小儿疳积、小儿厌食症、小儿支气管炎等。

**皮肤科:** 牛皮癣、神经性皮炎、湿疹等。

**五官科:** 口腔溃疡、过敏性鼻炎、近视、急性扁桃体炎等。

## 敷贴疗法的注意事项

**1. 体位选择**

应用穴位敷贴进行保健时,应根据所选穴位,采取适当体位,使药物能敷贴稳妥。

**2. 患部要常规消毒**

因皮肤受药物刺激会产生水疱或破损,容易发生感染,所以要注意消毒。通常用75%乙醇棉球做局部消毒。

### 3. 药物固定

贴药后要外加固定，以防药物脱落。通常选用医用胶布或不含药物的清膏。若是贴在头面部的药物，外加固定特别重要，可防止药物掉入眼内，避免发生意外。

### 4. 穴位贴药

所取穴位不宜过多，每穴用量宜小，敷贴面积不宜过大，时间不宜过久。穴位要找准，治疗时要间断用药，一般不可连续贴药10次以上，以免刺激过久，损伤皮肤，有毒的强刺激性药物尤其要注意。小儿皮肤较嫩，故用量更小，时间宜短。

### 5. 敷贴时间

敷贴时间多依据选用的药物、患者的体质情况而定，以敷贴者能够耐受为度。对于老年、小儿、体质偏虚者敷贴时间可以适当缩短。敷贴期间出现皮肤过敏，难以耐受的瘙痒、疼痛者应该立即终止敷贴。

### 6. 及时处理不良反应

一些刺激性较大或辛辣性的药物对皮肤有一定的刺激作用，有时会引起局部皮肤红肿、发痒、灼辣，甚至起疱疹等不良反应。应及时发现，认真处理，可以去除药物或改用其他药物，乃至停药。

### 7. 严格选择适应证

敷贴疗法虽然适用于许多疾病，而且疗效较好，但对某些病情凶险、来势急骤、证候复杂的危重患者，不要乱用外治法治疗。

### 8. 特殊人群

（1）孕妇的腹部、腰骶部及某些敏感穴位如合谷、三阴交穴等处，不宜采用贴药发泡治疗。有些药物如麝香等，孕妇应禁用，以免引起流产。

（2）小儿皮肤嫩薄，不宜用刺激性太强的药物，贴药时间也不宜太长，一般只能贴1～2小时或1小时以内，以免引起不良反应。同时要注意做好护理，勿令抓破和擦拭。

（3）对久病体弱消瘦以及有严重心脏病、肝病等疾病的患者，使用药量不宜过大，敷贴时间不宜过久，以免患者发生呕吐、眩晕等症。

### 9. 慎重使用毒性药物

本书敷贴方中有部分验方含有马钱子、雄黄、斑蝥、硫黄、轻粉、朱砂、甘遂、黄丹、巴豆、铅粉、藤黄、木鳖子、闹羊花等外用药物，均具有不同程度的毒性，使用时应慎重，应控制用量，应在医生指导下进行配方。虽然敷贴后吸收的剂量不大，但也应该防止发生中毒反应。

# 第二章
## 内科病症敷贴良方

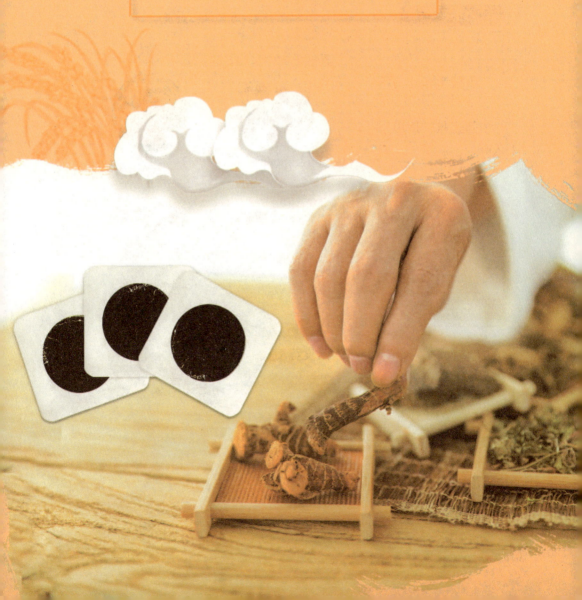

# 咳嗽

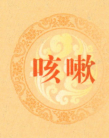

咳嗽是机体对病邪侵入气道的一种保护性反应。古人以有声无痰谓之咳，有痰无声谓之嗽，临床上二者常并见，通称为咳嗽。根据发作特点及伴随症状的不同，一般可以分为风寒咳嗽、风热咳嗽及风燥咳嗽3型。中医认为咳嗽病症的病位在肺，为肺失宣降，肺气上逆，功能失常所致。敷贴疗法可以消除这种困扰。

## 方一

### 功效主治

敛肺止咳。适用于久咳。

### 药物组成

五倍子30克，蜂蜜适量。

五倍子

蜂蜜

### 用法

将五倍子研为细末，贮瓶备用。用时取药末适量，加入蜂蜜调和成膏，敷于患者的神阙穴，盖以纱布，胶布固定，每2日换药1次。

## 方二

### 功效主治

解毒，镇咳。适用于风寒咳嗽、风燥咳嗽及小儿百日咳。

### 药物组成

紫皮蒜1头。

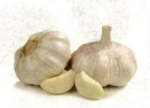
大蒜

### 用法

将紫皮蒜去皮，捣成烂泥，每晚睡前洗足后，敷于两足底涌泉穴处（足底必须先涂上凡士林），上面盖一层纱布，足心有较强刺激感时可揭去。如足底无不适感，可连敷3～5次。

## 方三

### 功效主治

温肺散寒止咳。适用于肺胃虚寒所致痰湿咳嗽。急性发作时可配合内服药物疗法。

### 药物组成

吴茱萸、丁香各15克，肉桂30克，冰片1克。

吴茱萸　　丁香　　肉桂　　冰片

### 用法

将上药共研成粉末，装入有色瓶内密封备用。北方患者于白露节气后，南方患者于寒露节气后，取药粉适量填入神阙穴，以脐满为度，外用胶布或伤湿止痛膏贴封，2～3天换药1次，10次为1个疗程。每疗程间隔5～7天，连贴4～6个疗程，直至次年春暖花开。

## 方四

### 药物组成

制半夏10克，白果10克，杏仁6克，细辛6克。

### 功效主治

散寒止咳。适用于风寒内蕴所致咳嗽。

制半夏　　白果　　杏仁　　细辛

### 用法

上药共研末，姜汁调为糊，外敷神阙穴，每日换药1次。

# 感冒

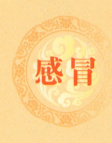

感冒是感受风邪或时行病毒，引起肺卫功能失调，是以鼻塞、流涕、喷嚏、头痛、恶寒、发热等为主要临床表现的一种外感疾病。中医认为，当人的体质虚弱，卫气不固，外邪乘虚侵入时就会引起感冒，轻者出现乏力、流涕、咳嗽等症状，甚或发热、头身痛。通过常用的敷贴疗法就可以达到缓解症状的效果。

## 方一

### 药物组成

栀子10克，鸡蛋1枚。

栀子

鸡蛋

### 功效主治

清热解表。可防治感冒。

### 用法

栀子研末备用。鸡蛋打开取出蛋清，将栀子末倒入蛋清内，混合后调匀，做成厚度大约3个5分硬币的药饼。将药饼摊在布上，敷在足底的涌泉穴，外面用纱布包扎好。8小时换药1次，连用3日。

## 方二

### 药物组成

白芥子100克，鸡蛋清1～2个。

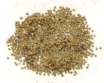
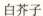
白芥子

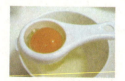
鸡蛋清

### 功效主治

祛风散寒。适用于风寒感冒。

### 用法

将白芥子粉碎为末过筛，取鸡蛋用蛋清和药末混合调成糊，敷贴于神阙穴、涌泉穴、大椎穴上，盖以纱布，胶布固定，令患者覆被睡卧，取微汗即愈。

## 方三

### 药物组成

羌活10克,苍术、白矾各6克。

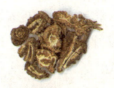
羌活

苍术

白矾

### 功效主治

祛风散寒。适用于风寒感冒。

### 用法

将上3味药共研细末,取药末适量外敷神阙穴,纱布覆盖,胶布固定。每次敷药4~6小时,每日2次,3~4天为1个疗程。

## 方四

### 药物组成

金银花、连翘各4克,桔梗、薄荷、牛蒡子各1.4克,淡豆豉2克,甘草2克,荆芥、竹叶各1.6克。

金银花

连翘

桔梗

薄荷

牛蒡子

淡豆豉

甘草

荆芥

竹叶

### 功效主治

清热解表。适用于风热感冒。

### 用法

上药共研为细末,过筛,取药粉适量,纱布包裹,敷神阙穴,包扎固定。每次贴药4~6小时,每日2次,连贴3~4天为1个疗程。

# 哮喘

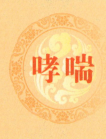

"哮即痰喘之久而常发者，因内有壅塞之气，外有非时之感，肺有胶固之痰，三者相合，闭拒气道，搏击有声，发为哮病。"中医认为病理因素以痰为主，"伏痰"遇感引触，痰随气升，气因痰阻，相互抟结，壅塞气道，肺管狭窄，引发本病。敷贴疗法对本病疗效显著，它不仅可以缓解发作时的症状，而且可以通过扶正治疗，达到祛除病根，控制复发的目的。

## 方一

### 药物组成

麻黄、肉桂、公丁香各12克。

麻黄　　　肉桂　　　公丁香

### 功效主治

温肺化痰，止咳平喘。适用于慢性支气管哮喘。

### 用法

将上药混合共碾成细末，装瓶备用。用时取药末适量，以水调成膏，敷于患者的神阙穴上，纱布覆盖，胶布固定。每日换药1次，10次为1个疗程。

## 方二

### 药物组成

金沸草、代赭石各50克，米醋适量。

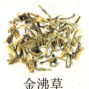 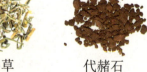 

金沸草　　　代赭石　　　米醋

### 功效主治

降逆化痰，止咳平喘。适用于痰多咳喘。

### 用法

前2味研细末，加米醋调糊敷于神阙穴、定喘穴，纱布覆盖固定。每日3～5次。

## 方三

### 药物组成

桃仁60克，杏仁6克，栀子18克，胡椒3克，糯米5克。

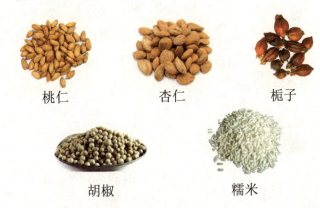

桃仁　　　杏仁　　　栀子

胡椒　　　糯米

### 功效主治

活血化瘀，止咳平喘。适用于哮喘。一般用药5天左右见效，10天左右病情基本控制。

### 用法

将上药共研细末，用鸡蛋清调成软面团，分成4等份，分别敷贴双侧涌泉穴及其足背相对应的位置，12小时取下，隔12小时可做第2次治疗。敷贴时宜用塑料薄膜或新鲜菜叶外包，以防药团干燥。

## 方四

### 药物组成

白芥子150克，轻粉、白芷各15克，生姜汁适量。

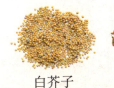 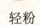  

白芥子　　轻粉　　白芷　　生姜

### 功效主治

温肺化痰，止咳平喘。适用于哮喘。

### 用法

将前3味共研细末，用蜂蜜调匀做成4块小饼备用。先用姜汁摩擦背部第三胸椎骨和外围，感到皮肤极热为止。再将一块药饼烘热贴上，不久所贴的部位感觉疼痛，此时必须忍耐，切勿轻易揭去，待药饼变凉后再如前烘贴一饼，可连贴3～4日。

# 气管炎

气管炎是由于病毒、细菌感染,物理、化学刺激,或过敏反应引起的气管或支气管黏膜的广泛急性炎症。临床上,常表现为上呼吸道感染症状,如鼻塞、流涕、咽痛、声嘶,并有咽痒、咳嗽,全身症状轻微,可在4～5天内消退,咳嗽有时可延长数周。敷贴疗法能宣肺止咳、化痰平喘、理气通络、清热化瘀。

## 方一

### 药物组成

麻黄15克,公丁香、肉桂各3克,苍耳子5克,半夏、白芥子各6克。

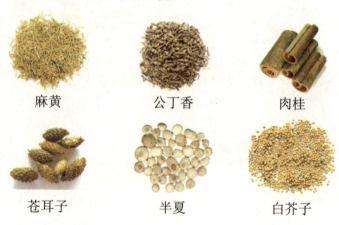

麻黄　　　　公丁香　　　　肉桂

苍耳子　　　半夏　　　　白芥子

### 功效主治

散寒化痰,止咳消炎。适用于慢性支气管炎。

### 用法

将上药研为细末,过筛,装瓶密封备用。用时取药末适量,用脱脂药棉包裹如小球,塞入患者神阙穴,外以胶布封贴。每2日换药1次,10日为1个疗程,一般贴药1～2个疗程可痊愈。

### 备注

贴药期间,若觉神阙穴灼热发痒,应立即揭下贴药,待过1～2日,神阙穴不痒时再换药球贴之。

## 方二

### 功效主治

散寒化痰，止咳消炎。适用于慢性支气管炎。

### 药物组成

麻黄、公丁香、肉桂、苍耳子各等份。

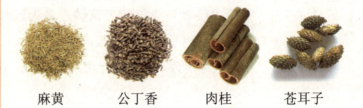

麻黄　　公丁香　　肉桂　　苍耳子

### 用法

将上药混合共碾为细末，过筛，装瓶密封备用。用时取药末6克，用温开水调和如膏，敷于患者的神阙穴，外以纱布覆盖，胶布固定。每日换药1次，10次为1个疗程。

## 方三

### 功效主治

散寒化痰，止咳消炎。适用于慢性支气管炎。

### 药物组成

白术6克，党参、干姜、炙甘草各3克。

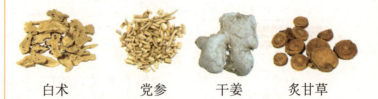

白术　　党参　　干姜　　炙甘草

### 用法

将以上药物烘干，共碾成细末，直接敷于患者的神阙穴上，外盖纱布，胶布固定。每3日换药1次，3次为1个疗程。

### 备注

一般用药1个疗程症状消除，可间隔7日再做第2个疗程，以巩固疗效。

# 肺炎

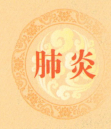

肺炎是一种常见的呼吸系统疾病，此处主要指细菌感染引起的原发性肺炎，致病菌为肺炎双球菌、金黄色葡萄球菌等，病前常有受冷、过度劳累、上呼吸道感染、醉酒等诱因。属于中医"咳嗽""气喘"范畴，多为风寒、风热犯肺，肺失宣降，或脏腑亏虚，脾虚聚湿生痰，肺虚、肾虚使肺气不敛、肾不纳气等所致。敷贴治疗可宣肺定喘、清热化痰。

## 方一

**功效主治**

化痰通便。适用于肺热壅肺所致肺炎、咳嗽、咳痰等。

**药物组成**

决明子90克，莱菔子30克。

决明子

莱菔子

**用法**

共捣为末，敷神阙穴，外用纱布固定。

## 方二

**功效主治**

泻心、肺、三焦郁火。适用于肺炎。

**药物组成**

栀子30克，桃仁、白矾各3克。

栀子

桃仁

白矾

**用法**

共研为细末，醋调敷于胸部天突穴上，外用胶布固定。

## 方三

### 药物组成

白芥子 30 克，面粉 10 克。

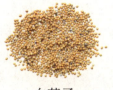
白芥子

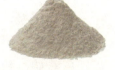
面粉

### 功效主治

利气祛痰，散结止痛。适用于各种肺炎。

### 用法

将白芥子炒黄炒香，研为细末，加入面粉用温开水调成糊状，将药糊敷于双侧肺俞穴、阿是穴，用消毒纱布覆盖，再用胶布固定。一般敷药 1～2 小时，或待局部发红，或有烧灼感时去药。每日用药 1～2 次，连用 3～5 天为 1 个疗程。

## 方四

### 药物组成

白芥子、半夏、麻黄、肉桂、公丁香各适量。

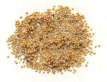
白芥子

半夏

麻黄

肉桂

公丁香

### 功效主治

疏风宣肺，化痰消炎。适用于肺炎、慢性支气管炎等。

### 用法

将以上诸药混合共碾成细末，过筛，贮瓶密封备用。临用前，将患者的神阙穴处皮肤用 75% 医用乙醇洗擦干净，取药末适量，填满脐窝，外以敷料覆盖，胶布固定。每日换药 1 次，7 次为 1 个疗程。

# 肺结核

肺结核，民间俗称"痨病"，是指结核杆菌引起的慢性传染病。中医称之为"肺痨"，认为是"痨虫"侵入人体，机体正气不足引起的疾病。其主要传染源是排菌的肺结核患者。主要传播途径是呼吸道传播，如带菌尘埃或飞沫的吸入；其次为消化道传染，与患者共食、共享碗筷等。其发病缓慢，一般表现为低热、午后发热、盗汗、乏力、体重减轻、咳嗽咯痰，或咯血、胸部隐痛等，痰中可找到结核杆菌，胸部X线检查有病变。敷贴疗法治疗本病以扶正固本、抗结核杀虫为原则。

## 方一

**药物组成**

五倍子2～3克，朱砂1～1.5克。

五倍子

朱砂

**功效主治**

清热敛汗。适用于肺结核所致盗汗。

**用法**

将五倍子和朱砂一起研成粉末，加水调成糊状。涂在塑料薄膜上敷在神阙穴（肚脐）里，用胶布固定住即可。24小时换1次药。

## 方二

**药物组成**

刺五加适量。

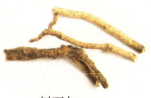
刺五加

**功效主治**

补肾益肺。适用于早期肺痨。

**用法**

研末填神阙穴上以艾灸之。

## 方三

### 功效主治

滋阴降火。适用于肺结核阴虚火旺证。

### 药物组成

大蒜10克,硫黄末6克,肉桂、冰片各3克。

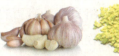   

大蒜　　硫黄末　　肉桂　　冰片

### 用法

大蒜去皮捣泥与后3味药碾末调匀,摊放在两块2～4层的油纱布上,敷贴两足涌泉穴并包扎固定,敷2小时以上,皮肤发红,有烧灼感时拿掉。

## 方四

### 药物组成

川乌、乳香、没药、续断、朱砂各15克,雄黄10克,麝香0.5克。

川乌　　乳香　　没药　　续断

 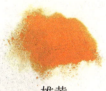 

朱砂　　雄黄　　麝香

### 功效主治

补肾益肺止血。适用于肺痨咯血。

### 用法

诸药除麝香外均混合粉碎为末。每次先取麝香1/3放入神阙穴,再取药末15克放于麝香之上,盖以槐皮,上放艾炷,点燃灸之,至腹中响,大便下为止。隔日1次,灸后只服米汤、白粥,饮少量黄酒以助药力,至愈为止。

# 呕吐

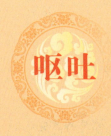

呕吐是临床常见的症状，指胃内容物反入食管，经口吐出的一种反射动作。呕吐之前，多有恶心、干呕等先兆，所以一个呕吐动作可分为三阶段，即恶心、干呕和呕吐。呕吐为人体本能的保护作用，能够将胃中的有害物质吐出，但是持续剧烈的呕吐则会对人体产生伤害。敷贴疗法能和胃降逆止呕，疗效显著。

## 方一

### 药物组成

葱白1握，食盐少许。

葱白

食盐

### 功效主治

散寒止呕。适用于寒邪犯胃所致呕吐。

### 用法

将葱白捣烂，加入食盐调和均匀，蒸热后敷于患者的神阙穴上，盖上敷料，胶布固定。

## 方二

### 药物组成

吴茱萸（炒）30克，生姜12克，葱白10余根。

吴茱萸

生姜

葱白

### 功效主治

散寒止呕。适用于寒邪犯胃所致呕吐，症见突然呕吐，或发热恶寒，头身疼痛，胸脘满闷，苔白腻，脉濡缓。

### 用法

将吴茱萸研为细末，与生姜、葱白共捣烂如膏，蒸热后敷于患者的神阙穴上，外用纱布覆盖，胶布固定。每日换药1次。

## 方三

### 功效主治

散寒止呕。适用于寒邪犯胃所致呕吐。

### 药物组成

硫黄30克,蓖麻子7粒。

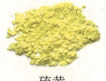
硫黄

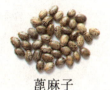
蓖麻子

### 用法

将上药混合共碾成细末,装瓶备用。用时取药末6~9克,以温开水调和成泥,直接敷于患者的神阙穴上,盖以纱布,胶布固定,再用热水袋熨于神阙穴处,持续40分钟。每日换药热熨1次。

## 方四

### 功效主治

清热止呕。适用于胃热呕吐,症见突然呕吐,呕出腐秽,口臭难嗅,胃脘灼热,大便秘结,喜冷饮,舌红苔黄,脉实。

### 药物组成

甘草、丁香、大黄各15克。

甘草

丁香

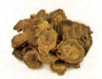
大黄

### 用法

将以上诸药混合共碾成细末,过筛,贮瓶密封备用。用时取药末适量,加凉开水调和如膏,旋即敷于患者的神阙穴上,盖以纱布,用胶布固定。每日换药1次。

# 头痛

头痛的病因虽多，不外乎外感与内伤两类。外感以风邪为主，挟寒、挟热、挟湿，其证属实。内伤头痛有虚有实，肾虚、气虚、血虚头痛属虚，肝阳、痰浊、瘀血头痛属实，或虚实兼挟。故头痛应辨内外虚实，治疗亦相应采用补虚泻实。外感头痛以祛邪活络为主，分辨兼挟之邪而分别以祛风、散寒、化湿、清热治之。内伤头痛补虚为要，视其虚实性质，分别治以补肾、益气、养血、化痰、祛瘀为治。

## 方一

**功效主治**

散寒化痰，通窍止痛。适用于鼻炎、鼻窦炎引起的头痛鼻塞。

**药物组成**

大黄、细辛各6克。

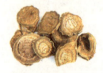
大黄

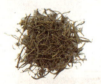
细辛

**用法**

将上药研细末，左侧头痛塞右鼻，右侧痛塞左鼻。

## 方二

**功效主治**

清热利湿止痛。适用于发热头晕，头痛如裹。

**药物组成**

蚕沙15克，生石膏30克，米醋适量。

蚕沙

生石膏

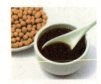
米醋

**用法**

将前2味研为细末，加醋调成糊，敷于前额，痛止去糊。

## 方三

### 功效主治

祛风止痛,活血散寒行气。适用于偏头痛。

### 药物组成

白附子4克,川芎7克,葱白0.5克。

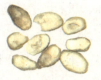
白附子

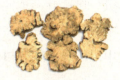
川芎

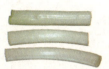
葱白

### 用法

将上3味药共捣烂如泥,贴两侧太阳穴。隔日1次,一般3次即可。

## 方四

### 功效主治

养血活血祛风,芳香开窍醒脑。用治偏头痛。

### 药物组成

川芎、白芷、炙远志各50克,冰片7克。

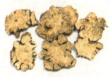
川芎

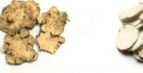
白芷

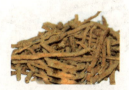
炙远志

冰片

### 用法

共研极细末,瓶装密贮勿泄气。以纱布包少许药末,塞入鼻孔,右侧头痛塞左鼻孔,左侧头痛塞右鼻孔。

# 眩晕

眩晕是因人体对空间定位障碍而产生的一种动性或位置性错觉。患者或以倾倒的感觉为主,或感到自身晃动、景物旋转。发作时,患者睁眼时感觉周围物体在旋转,闭眼后感觉自身在旋转,常伴有恶心、呕吐、出冷汗、心率过快或过缓、血压升高或降低,甚至伴有肠蠕动亢进和便意频繁等。中医认为,眩晕多为肝阳上亢、气血亏虚、肾精不足、痰浊中阻所致。敷贴相关穴位可清肝补肾、祛痰止眩。

## 方一

**药物组成**

生姜1片。

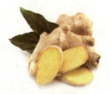

生姜

**功效主治**

祛风散寒止晕。适用于晕车、晕船。

**用法**

乘车船前30分钟贴,将生姜片置神阙穴,用伤湿止痛膏固定。

## 方二

**药物组成**

白芷、川芎、吴茱萸等份。

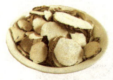 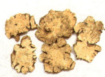 

白芷　　　川芎　　　吴茱萸

**功效主治**

活血平肝,化痰定眩。适用于肝阳上亢型眩晕,症见眩晕头胀,面色红赤,烦躁易怒,失眠多梦,舌红,苔薄黄,脉弦。

**用法**

将以上诸药混合共碾成细末,装瓶备用。用时取药末适量,以温水调成糊,直接敷于患者神阙穴上,用纱布覆盖,胶布固定。每2日换药1次,病愈方可停药。

## 方三

### 药物组成

吴茱萸、肉桂、磁石各30克，蜂蜜适量。

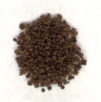
吴茱萸

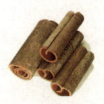
肉桂

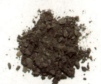
磁石

蜂蜜

### 功效主治

补肝潜阳。适用于肝阳上亢所致的眩晕。

### 用法

上药共研细末，每次5～10克，蜜调成药饼，贴于神阙穴、涌泉穴，常规方法固定，再以艾条点燃悬灸20分钟。每日1次，10次为1个疗程。

## 方四

### 药物组成

风油精适量。

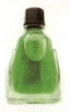
风油精

### 功效主治

祛风清热止晕。适用于晕车、晕船。

### 用法

风油精数滴滴入神阙穴内，外用伤湿止痛膏封固。

# 腹痛

腹痛是指以胃脘以下、耻骨毛际以上部位发生疼痛为主要表现的一种脾胃肠病症。多种原因导致脏腑气机不利,经脉气血阻滞,脏腑经络失养,皆可引起腹痛。文献中的"脐腹痛""小腹痛""少腹痛""环脐而痛""绕脐痛"等均属本病范畴。用敷贴治疗本病,其效果较为理想。

## 方一

**药物组成**

葱头连须、生姜各适量。

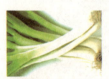
葱头连须

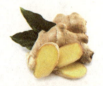
生姜

**功效主治**

散寒止痛。适用于寒邪内阻型腹痛,并对关节肌肉痛有一定疗效。

**用法**

将上药共捣烂成稠膏,捏成药饼,贴于患者神阙穴上,再点燃艾条隔药悬灸20~30分钟,灸后盖上纱布,胶布固定。每日贴药艾灸1次。

## 方二

**药物组成**

丁香30克。

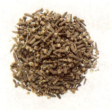
丁香

**功效主治**

散寒止痛。适用于寒邪内阻型腹痛。

**用法**

将丁香研成极细粉末,贮瓶备用。用时取药末适量,填满患者神阙穴,盖上敷料,胶布固定,再用热水袋熨神阙穴处。待痛止1小时后即除去药物。

### 方三

**药物组成**

白芷60克，面粉20克，陈醋适量。

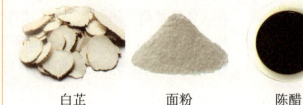

白芷　　　面粉　　　陈醋

**功效主治**

散寒止痛。适用于绕脐绞痛。

**用法**

将白芷研为细末，与面粉混合均匀，以陈醋调成稠膏，敷于患者神阙穴处，直径8厘米左右，盖以纱布，胶布固定。敷药后1～2小时即出汗，疼痛可消除。

### 方四

**药物组成**

白胡椒6克，白芥子12克，生姜适量。

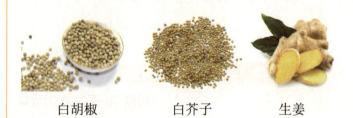

白胡椒　　　白芥子　　　生姜

**功效主治**

散寒止痛。适用于寒邪内阻型腹痛。

**用法**

将白胡椒和白芥子共研为细末，装瓶密封备用。用时取药末适量，将生姜去皮后共捣烂成膏，贴于患者神阙穴上，盖以纱布，胶布固定。

**备注**

一般敷药后1～2小时自行痛止。注意敷药时间不可过长，以免引起皮肤发疱。

# 慢性腹泻

慢性腹泻是指肠功能紊乱引起的腹泻。临床上可见大便次数增多，夹杂未消化的食物，纳差，偶有腹痛，重者长期大便溏薄，下利脓血，少腹疼痛，里急后重，久治不愈，体格消瘦，遇气候变化、饮食不调、触酒即发。此外，还有乏力、面色萎黄、渴而不欲饮、脉细数无力、舌苔白腻、舌尖红等表现。敷贴疗法可以缓解此病。

## 方一

**药物组成**

大葱100克，食盐适量。

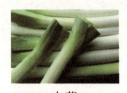
大葱

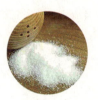
食盐

**功效主治**

温中散寒止泻。适用于寒泻。

**用法**

将大葱切碎，与食盐混合均匀，在锅内炒热，用布包裹，趁热熨神阙穴上，药冷则更换新炒热药，持续40～60分钟，每日3～4次。

## 方二

**药物组成**

胡椒30克，饭团适量。

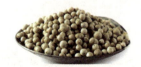
胡椒

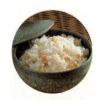
饭团

**功效主治**

温中散寒止泻。适用于寒泻。

**用法**

将胡椒研为细末，贮瓶密封备用。用时取药末3～9克和饭团混合均匀，做一圆饼，贴于神阙穴上，盖上敷料，胶布固定，每日换药1次。

## 方三

### 药物组成

白椒 30 克，肉桂、丁香各 15 克。

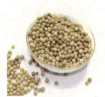
白胡椒

肉桂　　丁香

### 功效主治

温中散寒止泻。治疗慢性寒性腹泻。

### 用法

将上药研成细末，混合均匀，装瓶备用。每次用 1~2 克调敷神阙穴或命门穴，外用胶布封固。每日 1 次，治愈为止。

## 方四

### 药物组成

肉桂 30 克，白酒适量。

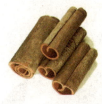
肉桂

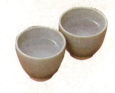
白酒

### 功效主治

散寒止痛，温经通阳。适用于命门火衰、肢体脉微、无阳虚脱、腹痛腹泻、腰膝冷痛等。

### 用法

将肉桂研末，加白酒煎如膏状。药敷于头顶上和额角。

### 备注

阴虚火旺者忌用。

# 便秘

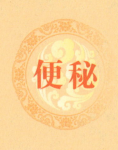

便秘是指大便次数减少,排便间隔时间过长,粪质干结,排便艰难,或粪质不硬,虽有便意,但便出不畅,多伴有腹部不适的病症。引起病变的原因有久坐少动、食物过于精细、缺少纤维素等,导致大肠运动缓慢,水分被吸收过多,粪便干结坚硬,滞留肠道,排出困难。此外,年老体弱,津液不足,或贪食辛辣厚味,胃肠积热,或水分缺乏,或多次妊娠、过度肥胖等,皆可导致便秘。中医认为,便秘主要由燥热内结、气机郁滞、津液不足和脾肾虚寒引起。敷贴能够调整脏腑功能,理气通便。

## 方一

### 药物组成

大黄适量。

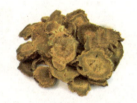

大黄

### 功效主治

泻下通便。适用于因饮食积滞所致便秘。

### 用法

将大黄为细末备用。用时取药粉10克,以酒调成软膏,敷于神阙穴,外以纱布盖上,胶布固定,再用热水袋在膏上热敷10分钟。每日换药1次。

## 方二

### 药物组成

黄芪30克,皂荚12克,大黄10克。

黄芪

皂荚

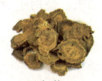
大黄

### 功效主治

补气通便。适用于气虚型便秘,症见大便不畅,临厕需努,便后疲乏,甚至汗出,短气,神倦,舌淡,脉弱。

### 用法

将以上诸药混合碾成细末,贮瓶备用。用时取药末适量,以蜂蜜调和如膏,敷于患者神阙穴内,外用敷料覆盖,胶布固定。每日换药1次。

## 方三

**药物组成**

生甘遂3克，冰片1克，食盐4克，生姜适量。

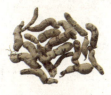
生甘遂

冰片

食盐

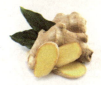
生姜

**功效主治**

清热通便。适用于实热便秘，症见大便干结，脐腹胀痛，口干口臭，小便短赤，舌苔黄，脉滑数。

**用法**

将生姜要榨汁备用。前3味混匀，共研细末后，调入生姜汁适量，将药糊敷于支沟穴、天枢穴，可用艾卷隔药熏灸，一般用药6~24小时气通便排。

## 方四

**药物组成**

陈皮、厚朴各12克，芒硝、大黄、生地黄、当归、枳实各25克。

陈皮

厚朴

芒硝

大黄

生地黄

当归

枳实

**功效主治**

清热通便。适用于热秘或气秘。

**用法**

将以上诸药混合共碾成细末，过筛，贮瓶备用。用时取药末适量，填入患者神阙穴内（2/3即可），滴以香油，外用胶布封固，每日换药1次。

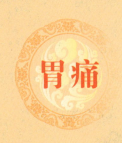

# 胃痛

胃痛，中医学又称胃脘痛，是指胃脘部近心窝处发生疼痛的病症。胃痛发生的常见原因有两类：一是忧思恼怒，肝气失调，横逆犯胃所引起，故治法以疏肝理气为主。二是脾不健运，胃失和降所致，宜用温通、补中等法，以恢复脾胃的功能。胃痛往往伴随食欲不振、胃部胀痛、恶心、泛酸等症状，尤其是吃些生冷食物或者天气转凉时胃痛就会愈发明显。敷贴疗法可有效缓解胃痛。

## 方一

### 药物组成

木香30克，食盐250克。

木香

食盐

### 功效主治

散寒止痛。适用于寒邪客胃所致胃痛。

### 用法

将木香碾成极细粉末，贮入瓶中密封备用。用药前先用温开水洗净患者神阙穴皮肤，趁湿将药末填满患者神阙穴，外以纱布覆盖，胶布固定，再将食盐炒热，用布包裹，趁热熨神阙穴处。每日换药热熨1次。

## 方二

### 药物组成

竹叶、花椒叶、吴茱萸各30克。

竹叶

花椒叶

吴茱萸

### 功效主治

散寒止痛。适用于寒邪客胃所致胃痛。

### 用法

将竹叶和花椒叶切碎，与吴茱萸（碾成粗末）混合均匀，在锅内炒热，用布包裹，趁热熨患者神阙穴处，外用绷带包扎固定。每日换药1次。

## 方三

### 功效主治

散寒止痛。适用于寒邪客胃所致胃痛。

### 药物组成

香附、高良姜各30克，蜂蜜适量。

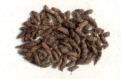
香附

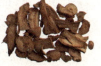
高良姜

蜂蜜

### 用法

将前2味药物混合共碾成细末，贮瓶备用。用时取药末适量，以蜂蜜调和如稠膏，软硬适度，做成2个药饼，在火上烘热，分别敷于患者的神阙穴及中脘穴上，外盖以纱布，胶布固定。每日换药1次。

## 方四

### 功效主治

化瘀止痛。适用于瘀血停滞所致胃痛。

### 药物组成

木香、乳香、没药、五灵脂、蒲黄各12克。

木香

乳香

没药

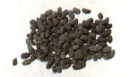
五灵脂

蒲黄

### 用法

将上药共碾成极细粉末，贮瓶备用。用时先将患者神阙穴皮肤用温开水洗净，趁热将药末填满脐窝，盖以软纸片，外用胶布封固。每2日换药1次。

# 慢性胃炎

慢性胃炎是以胃黏膜的非特异性慢性炎症为主要病理变化的慢性胃病,病变可局限于胃的一部分,也可弥漫到整个胃部,临床表现常有胃酸减少、食欲下降、上腹不适和疼痛、消化不良等。慢性胃炎无特异性,一般可表现为食欲减退,上腹部有饱胀憋闷感及疼痛感、恶心、嗳气、消瘦、腹泻等。治疗时宜清热利湿、疏肝健脾、理气活血、益气温中、养阴生津、通络止痛。

## 方一

### 药物组成

连须大葱30克,生姜15克。

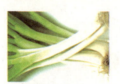
连须大葱

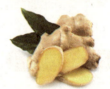
生姜

### 功效主治

温中散寒。适用于寒性胃痛,邪热积滞胃痛不宜用。

### 用法

将葱头和生姜一同捣烂炒烫,装布袋,热熨胃脘部。

## 方二

### 药物组成

艾叶60克,胡椒3克。

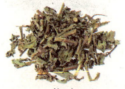
艾叶

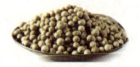
胡椒

### 功效主治

温胃止痛。主治慢性胃炎。

### 用法

上药研末后,加香油调药末适量,外敷神阙穴,胶布固定。

## 方三

### 功效主治

理气和胃，消食通便。适用于脾虚所致慢性胃炎，症见厌食，面色无华，神疲形瘦。

### 药物组成

生山楂8克，陈皮、白术各6克。

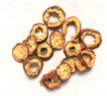
生山楂

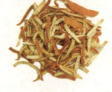
陈皮

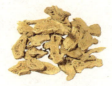
白术

### 用法

上药共研细末，填于神阙穴上，每日换药2次，连续3～5日。

## 方四

### 功效主治

健脾和胃。适用于脾虚积滞所致慢性胃炎。

### 药物组成

苍术25克，荞麦面粉60克，米醋适量。

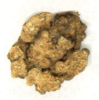
苍术

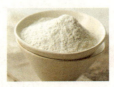
荞麦面粉

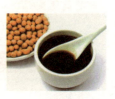
米醋

### 用法

先将苍术研为细末，过筛后与荞麦粉拌匀，掺入米醋炒热，捏成圆形如5分硬币大药饼，贮存备用。用时取药饼1个敷在患者神阙穴窝上，盖以纱布，胶布固定。2～3天换药1次。

# 胃及十二指肠溃疡

胃、十二指肠溃疡是指胃或十二指肠的黏膜局部被腐蚀，发生糜烂，也称为消化性溃疡。中医将其归属于胃痛的范畴，认为与无规律饮食，暴饮暴食，嗜酒过度，或忧思过度，肝气失调而横逆犯胃有关。治疗原则为补气健脾、活血化瘀、解郁疏肝、理气通络。

## 方一

**药物组成**

乌药30克，食盐适量。

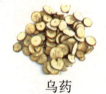
乌药

食盐

**功效主治**

温胃散寒止痛。适用于消化性溃疡所致胃痛、胃灼热、吐酸等病症。

**用法**

将乌药研为极细粉末，装瓶备用。用时取药末适量，以温开水调和如膏，敷于患者神阙穴内，盖以纱布，胶布固定，再将食盐在锅内炒热，用布包裹，趁热熨神阙穴处。

## 方二

**药物组成**

香附、高良姜各30克，蜂蜜适量。

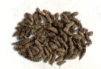
香附

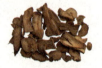
高良姜

蜂蜜

**功效主治**

温胃散寒止痛。适用于消化性溃疡。

**用法**

将前2味药物混合共碾成细末，贮瓶备用。用时取药末适量，以蜂蜜调和如稠膏，软硬适度，做成2个药饼，在火上烘热，分别敷于患者的神阙穴及中脘穴上，外盖以纱布。胶布固定。每日换药1次。

## 方三

### 药物组成

香附、栀子、淡豆豉各3克,生姜适量。

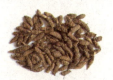
香附

栀子

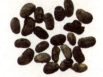
淡豆豉

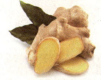
生姜

### 功效主治

清胃止痛。适用于胃火炽盛所致消化性溃疡。

### 用法

将生姜榨成生姜汁备用。将方中前3味药物碾为细末,加入生姜汁调和成膏,敷于患者神阙穴内,盖以纱布,胶布固定。每日换药1次。

## 方四

### 药物组成

吴茱萸24克,高良姜、肉桂各20克,陈皮15克。

吴茱萸

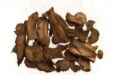
高良姜

肉桂

陈皮

### 功效主治

温胃散寒止痛。适用于消化性溃疡,症见胃痛暴作,恶寒喜暖,脘腹得温则痛减,遇寒则痛甚,口不渴,喜热饮,苔薄白,脉弦紧。

### 用法

将上4味药混合共碾成细末,贮瓶密封备用。用时取药末适量,加入温开水调和如膏,敷于患者的神阙穴上。每2~3日换药1次。

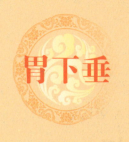

# 胃下垂

胃下垂是胃体下降至生理最低线以下的位置，多为人长期饮食失节，或劳倦过度，使中气下降，升降失常所致。患者感到腹胀（食后加重，平卧减轻）、恶心、嗳气、胃痛（无周期性及节律性，疼痛性质与程度变化很大），偶有便秘、腹泻，或交替性腹泻及便秘。患此种疾病的人，多数为瘦长体型，可伴有眩晕、乏力、直立性低血压、昏厥、体乏无力、食后胀满、嗳气、头晕、心悸等症状。治疗时宜益气升陷、健脾和胃。

## 方一

### 药物组成

党参、黄芪、白术、甘草、当归、陈皮、升麻、柴胡各15克。

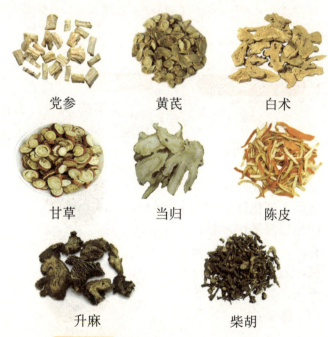

党参　黄芪　白术
甘草　当归　陈皮
升麻　柴胡

### 功效主治

升阳举陷，益气养血。适用于气血两亏、中阳下陷所致的胃下垂。

### 用法

上药共煎汤取液，用纱布垫适量大小，沾药液湿敷于脐腹部，外用塑料薄膜罩上，防尘保湿。药温降低后，用电吹风机吹脐腹部上湿敷垫以保温，每日数次，每次15分钟。药温和风温以患者能耐受为度，谨防烫伤。

## 方二

### 药物组成

蓖麻子3克（选饱满洁白者为佳），五倍子1.5克。

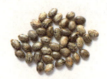
蓖麻子

五倍子

### 功效主治

除湿通络，敛肺涩肠。用治胃下垂。

### 用法

上2味药为1次用量。将2味药捣碎、研细，混匀后加水，制成上尖下圆、形似荸荠状的药团，大小可根据患者神阙穴大小而定，将药团对准神阙穴塞上，外用橡皮膏固定，用热水袋放在神阙穴上热敷，每日早中晚各1次，每次热敷5～10分钟，以感觉温热不烫皮肤为度。一般4日后去掉药团，敷贴3个药团为1个疗程。1个疗程后可做X线造影复查，如胃的位置已经复原，应停止用药，未复原，可再进行第2个疗程。

## 方三

### 药物组成

升麻、五倍子各10克，蓖麻子20粒。

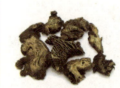
升麻

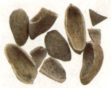
五倍子

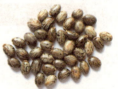
蓖麻子

### 功效主治

补气健脾，升阳举陷。适用于气血两虚所致胃下垂。

### 用法

将升麻、五倍子、蓖麻子去壳捣烂如泥，制成直径2厘米、厚1厘米的圆饼，敷贴百会穴，胶布固定。每日3次，7日为1个疗程。3个疗程后复查治疗效果，疗效不明显者可继用1个疗程。

### 备注

中医学认为，本病多为中气下陷，清阳不升所致。头为诸阳之会，清阳之府，五脏精华、六腑清阳之气皆聚于此，故取督脉之巅顶百会穴敷贴，使阳气上升、浊气下降，从而达到治疗目的。

# 肾结石

中医把肾结石归于"淋证"范畴,因一些患者常从尿道中排出小结石,所以称为"石淋"。治疗时,有清热、利湿、通淋、排石等多种方法。

## 方一

### 药物组成

猪牙皂30克,蜂蜜适量。

猪牙皂

蜂蜜

### 功效主治

散结消肿。适用于肾结石。

### 用法

将猪牙皂研为细末,瓶贮备用。用时取药6克,以蜂蜜调和为丸,直接纳入患者神阙穴内,上覆热毛巾,冷则更换,熨至小便通畅为度。

## 方二

### 药物组成

硝石30克,葱白2根,食盐少许。

硝石

葱白

食盐

### 功效主治

通阳化石。适用于肾结石,症见小便艰涩,排尿时突然中断,小腹拘急,或腰腹绞痛难忍,尿中带血,舌红苔薄黄,脉弦或数。

### 用法

将硝石碾为细末,瓶贮备用。用时取药末适量,与葱白、食盐共捣烂如膏,敷于患者神阙穴内,盖以纱布,胶布固定。每日换药1次,10次为1个疗程。

## 方三

**药物组成**

田螺7个，淡豆豉10粒，连须大葱2根，鲜车前草3棵，食盐少许。

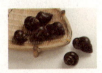
田螺

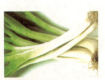
淡豆豉

连须大葱

鲜车前草

食盐

**功效主治**

清热排石。适用于肾结石。

**用法**

上药共捣烂，做饼敷神阙穴（肚脐）。每日1换。

## 方四

**药物组成**

朴硝、白矾各30克，葱白适量。

朴硝

白矾

葱白

**功效主治**

利湿排石。适用于湿热下注所致肾结石。

**用法**

将朴硝和白矾共研为细末，瓶贮备用。用时取药末3克，与葱白共捣烂如膏，敷于患者神阙穴（肚脐）上，盖以纱布，胶布固定。敷药后15小时若无效，可换药1次。

# 肾炎

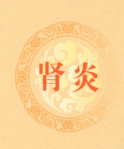

肾炎是肾脏疾病中最常见的一种，指两侧肾脏出现非化脓性炎性病变。中医把肾炎归于水肿病，认为本病与肺、脾、肾三脏器有关，治疗时以健脾补肾、宣肺利水、清热祛湿为原则。

## 方一

**功效主治**

利尿逐水。适用于慢性肾炎尿少尿闭者。

**药物组成**

皂荚10克，连须大葱3个。

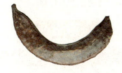

皂荚

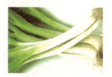

连须大葱

**用法**

将皂荚研为细末，与葱头共捣烂成膏，敷于神阙穴上，盖以纱布，胶布固定。一般敷药2小时左右尿可通利。

## 方二

**功效主治**

利湿消肿。适用于急性肾炎水肿。

**药物组成**

荸荠适量。

荸荠

**用法**

将荸荠捣烂如膏，敷于患者神阙穴上，盖以塑料薄膜，用绷带包扎固定。每日换药1～2次，10日为1个疗程。

## 方三

### 功效主治

补肾收敛固精。适用于慢性肾炎，症见小便浑浊如乳白状，小腹坠胀，尿意不畅，面色无华，乏力，或进油腻食物则发作加重，舌淡，脉虚数。

### 药物组成

牡蛎30克（童便制），大蒜45克。

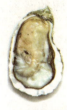
牡蛎

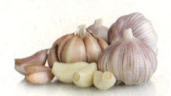
大蒜

### 用法

将牡蛎研为细末，与大蒜共捣烂如泥，敷于神阙穴上，外用纱布覆盖，胶布固定。每日换药1次，7次为1个疗程。

## 方四

### 功效主治

清热利尿。适用于慢性肾炎。

### 药物组成

活田螺去壳4个，葱白50克，轻粉2克，麝香0.3克。

田螺

葱白

轻粉

麝香

### 用法

将方中前3味药共捣烂如膏备用。用时将麝香研为细末，纳入脐孔中，旋即用膏药覆盖，再盖以纱布，胶布固定，然后用热水袋熨肚脐处。

# 阳痿

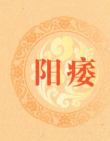

阳痿是指在有性欲要求时，阴茎不能勃起，或起而不坚，或者虽然有勃起且有一定的硬度，但不能保持足够的性交时间，因而妨碍性交或不能完成性交。敷贴疗法在激发补肾壮阳功能的基础上，可益气养血、疏肝理气、活血化瘀，从而能促进垂体-肾上腺-生殖腺的激素分泌，增强性功能活动，达到治疗目的。

## 方一

### 功效主治
补肾壮阳。适用于命门火衰所致阳痿。

### 药物组成
小茴香、炮姜各5克。

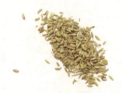
小茴香

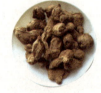
炮姜

### 用法
上2味药共研末，加食盐少许，用人乳或蜂蜜调糊，敷于神阙穴，外加胶布固定。5～7日换1次，3～5次即愈。

## 方二

### 功效主治
滋阴补肾。适用于肾阴亏虚所致阳痿。

### 药物组成
露蜂房、白芷各10克。

露蜂房

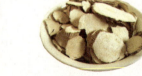
白芷

### 用法
上药烘干，共研细末，临睡前醋调敷神阙穴，外用胶布固定。1～2日1次，连续3～5次。

## 方三

### 药物组成

五灵脂、白芷、青盐各6克,麝香0.3克。

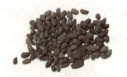
五灵脂

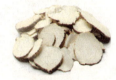
白芷

青盐

麝香

### 功效主治

补肾壮阳。适用于男子阳痿、遗精,脐腹寒冷,女子瘀血腹痛、宫寒。

### 用法

以上各药研为细末,以荞麦粉调和成面圈置于脐上,将药末填实于神阙穴,以艾条于脐上灸之,至神阙穴感觉温暖即停止,过几天再灸。但不可多灸,以免生热。

## 方四

### 药物组成

附子、马蔺子、蛇床子、木香、肉桂、吴茱萸各等份。

附子

马蔺子

蛇床子

木香

肉桂

吴茱萸

### 功效主治

补肾壮阳。适用于命门火衰所致阳痿、脐腹冷痛。

### 用法

以上各药为细末,加白面姜汁调成膏,取药膏1片贴脐上,用布包扎。

# 遗精

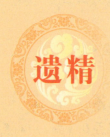

本病是指以不因性生活而精液频繁遗泄为临床表现的病症。有梦而遗精者，称为梦遗；无梦而遗精，甚至清醒时精液自出者，称为滑精。本病的发病因素比较复杂，主要有房事不节，先天不足，用心过度，思欲不遂，饮食不节，湿热侵袭等。平时应注意调摄心神，排除杂念，以持心为先，同时应节制房事，戒除手淫。

## 方一

**药物组成**

五倍子30克，黄连5克，米醋适量。

五倍子

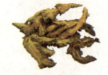
黄连

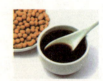
米醋

**功效主治**

敛气固精。主治神经衰弱之遗精，遗尿，虚汗。

**用法**

将干净五倍子、黄连共研细末，每取10克，加醋调糊敷于神阙穴，外用胶布固定。每日1次。

## 方二

**药物组成**

五倍子、生龙骨各10克，生地黄30克。

五倍子

生龙骨

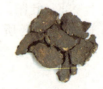
生地黄

**功效主治**

涩精止遗。治遗精属心火亢盛，下扰精室者。

**用法**

上药共捣细末，调至稠厚，睡前敷于神阙穴上，常法固定。

## 方三

### 药物组成

川楝子、龙骨、牡蛎各等份。

川楝子

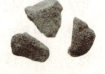
龙骨

牡蛎

### 功效主治

清热除湿止遗。适用于湿热遗精。

### 用法

将上3味药共研细末，掺入炙疮膏中，敷贴脐下1.3寸处。每日贴1次，10次为1个疗程。

### 备注

炙疮膏由川芎、当归、赤芍、白芷各60克，细辛、发团各30克，香油熬，铝粉收而成膏。

## 方四

### 药物组成

紫花地丁60克。

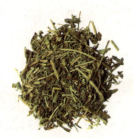
紫花地丁

### 功效主治

利湿止遗。适用于湿热内蕴所致遗精，症见遗精频作，或尿时少量精液外流，尿热赤浑浊，口苦或渴，心烦少寐，口舌生疮。

### 用法

将紫花地丁捣烂如膏，敷贴于神阙穴上，盖以纱布，胶布固定。每日换药1次，病愈方可停药。

### 备注

紫花地丁有清热作用，外用敷神阙穴能清下焦湿热，故可用之。紫花地丁以用鲜品为好，干品可加适量淡盐水，有同样疗效。

# 尿失禁

尿失禁即膀胱内的尿不能控制而自行流出。尿失禁可发生于各年龄段的人群，但老年患者更为常见。由于老年人尿失禁较多见，致使人们误以为尿失禁是衰老过程中不可避免的自然后果。事实上，老年人尿失禁的原因很多，应寻找各种原因，采取合理的治疗方法。

## 方一

**功效主治**

补肾壮阳止遗。适用于小便失禁，老年人尿崩，小儿遗尿。

**药物组成**

洋葱头30克，硫黄15克。

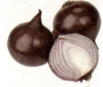
洋葱头

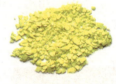
硫黄

**用法**

上药混合捣烂，每次取适量敷神阙穴，盖上纱布，胶布固定。每日换药1次。

## 方二

**功效主治**

补肾收涩止遗。适用于遗尿。

**药物组成**

煅龙骨60克，陈醋适量。

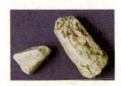
煅龙骨

陈醋

**用法**

将煅龙骨碾成极细粉末，瓶贮备用。临睡前取药末12克，加入陈醋调如膏，敷于患者神阙穴上，盖以纱布，胶布固定。每晚换药1次。

## 方三

### 药物组成

丁香100克，肉桂300克，黄酒适量。

丁香

肉桂

黄酒

### 功效主治

补肾壮阳止遗。适用于肾阳亏虚，膀胱气化不利所致尿失禁。

### 用法

将丁香和肉桂混合共研成细末，瓶贮备用。用时取药末10克，以黄酒调成膏，涂于患者神阙穴内，盖以纱布，胶布固定。每2日换药1次，5次为1个疗程。

## 方四

### 药物组成

肉桂、益智仁各30克，麝香1克，黄酒适量。

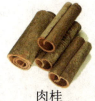
肉桂

益智仁

麝香

黄酒

### 功效主治

补肾壮阳止遗。适用于老年人尿失禁。

### 用法

将前3味药混合共碾成细末，以黄酒调和成膏，瓶贮密封备用。用时取药膏适量，填满患者神阙穴，盖以纱布，胶布固定。每3日换药1次，5次为1个疗程。

# 病毒性肝炎

日常生活中，人们最常见的肝炎类型为病毒性肝炎，简称肝炎。病毒性肝炎是由肝炎病毒引起，可分为甲、乙、丙、丁、戊5型，传染性较强，传播途径复杂，发病率较高。其中，乙、丙、丁型肝炎易演变成慢性，或发展为肝硬化，并可能致癌。病毒性肝炎属于中医"黄疸""胁痛""郁证""癥积"等范畴，治疗时宜清热利湿、调理气血、健脾和胃。

## 方一

### 药物组成

干姜20克，白芥子10克。

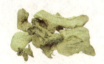
干姜

白芥子

### 功效主治

温阳化痰退黄。适用于病毒性肝炎。

### 用法

将干姜和白芥子共碾为细末，贮瓶备用。用时取药末6克，以温开水调和成膏，敷于患者神阙穴内，盖以纱布，胶布固定。每日换药1次，6次为1个疗程。

## 方二

### 药物组成

苍术、陈皮、厚朴、炙甘草各300克。

苍术

陈皮

厚朴

炙甘草

### 功效主治

燥湿退黄和胃。适用于病毒性肝炎。敷药后令患者覆被而睡，若汗出并泻下黄水者，疗效佳。

### 用法

将以上药物混合共碾成细末，贮瓶备用。用时取药末60克，以米醋调和如膏，临睡前敷于患者神阙穴上，盖以纱布，胶布固定。每晚临睡前换药1次。

## 方三

### 功效主治

温阳利湿。适用于病毒性肝炎，症见身目俱黄，黄色晦暗，或如烟熏，纳少脘闷，或见腹胀，大便不实，神疲畏寒，舌淡苔腻，脉濡缓或沉迟。

### 药物组成

茵陈60克，附子、干姜各20克。

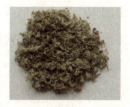

茵陈

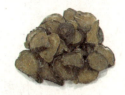

附子

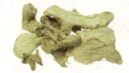

干姜

### 用法

将上药共碾为细末，在锅内炒热，取适量药末填满患者神阙穴，剩余部分用布包裹，趁热熨神阙穴处，外用绷带包扎固定。每日换药1次。

## 方四

### 功效主治

温阳利湿。适用于病毒性肝炎。一般用药3～5日后，黄疸消退，效果满意。

### 药物组成

鲫鱼背肉2块，胡椒、麝香各适量，蚌壳1个。

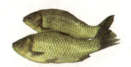

鲫鱼

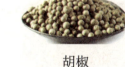

胡椒

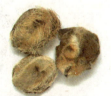

麝香

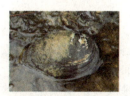

蚌壳

### 用法

将前3味药一齐捣烂如泥，填满蚌壳，以药膏面覆盖于神阙穴上，外以纱布覆盖，胶布固定。每日换药1次。

# 肝硬化

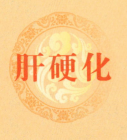

肝硬化是一种常见的由不同病因引起的慢性、进行性、弥漫性肝脏疾病。其病理特征为肝细胞变性、坏死、结节性再生，纤维组织增生，假小叶形成，肝结构紊乱，以致影响肝内正常血流，使血液循环瘀滞。治疗时要分清气滞、血瘀、湿热及寒湿的偏盛，分别采取行气活血、破瘀逐水、清热化湿、温化寒湿及健脾利水等法，同时还需注意攻补兼施。

## 方一

### 药物组成

轻粉1.2克，巴豆霜2.4克。

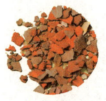

轻粉

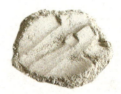

巴豆霜

### 功效主治

逐水通便除胀。适用于鼓胀。敷药后感到神阙穴皮肤发痒时去下，待水泻，若不泻，可再敷药。

### 用法

将上药共成如细末，用脱脂药棉薄裹如小球，纳入患者神阙穴内，外用胶布封贴。

## 方二

### 药物组成

商陆30克。

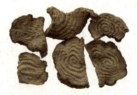

商陆

### 功效主治

逐水通便除胀。适用于水臌，症见腹部胀大，皮薄且紧，排尿难，两胁痛，舌淡胖，苔白腻，脉细。

### 用法

将商陆研为细末，贮瓶备用。用时取药末2克，以水调成糊，敷于患者神阙穴内，外盖以纱布，胶布固定。每日换药1次，10次为1个疗程。

## 方三

### 药物组成

桂枝、白术、茯苓、猪苓、泽泻各15克，葱适量。

### 功效主治

温阳逐水，通便除胀。适用于水臌。

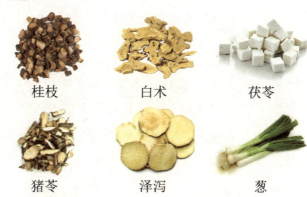

桂枝　白术　茯苓
猪苓　泽泻　葱

### 用法

将前5味药共碾成细末，贮入瓶中，葱榨成葱汁备用。用时取药末12克，用葱汁调和成膏，敷于患者的神阙穴，盖以纱布，胶布固定。每日换药1次，10次为1个疗程。

## 方四

### 药物组成

白芥子2克，白胡椒5克，麝香少许。

### 功效主治

逐水化瘀，通便除胀。适用于各种原因引起的腹水，尤其对肝性腹水和肾性腹水疗效较著，对结核性和癌性腹水亦有利水作用。

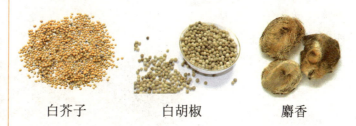

白芥子　白胡椒　麝香

### 用法

将以上药物共研为细末，贮入瓶中，密封备用。用时取药末适量，以凉开水调成膏，纳入患者洗净的神阙穴中，纱布覆盖，胶布固定。每10日换药1次，3次为1个疗程。

# 高脂血症

高脂血症是指人体血液中脂质含量超过一定限度的疾病。高脂血症的诊断标准：胆固醇（TC）≥5.7毫摩/升，甘油三酯（TG）≥1.7毫摩/升。中医认为，饮食不节，过食甘肥，脾肾功能失调，三焦气化失常，均可导致津液停聚而成"湿浊"，进一步发展成为"痰浊"。痰浊久郁化热，阻壅经络，生成"血瘀"，于是高脂血症形成了。所以，中医治疗高脂血症的基本原则为健脾阳、滋肾阴、渗湿祛痰、活血化瘀。

## 方一

**药物组成**

甘遂、大戟、黄连、艾叶、石菖蒲各10克，白芥子6克。

**功效主治**

利水减肥，降脂化痰。适用于水湿内盛所致高脂血症。

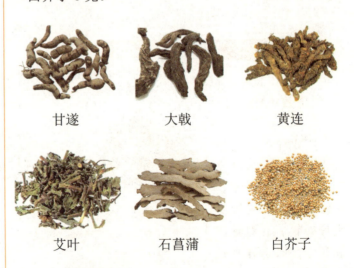

甘遂　　大戟　　黄连

艾叶　　石菖蒲　　白芥子

**用法**

上药共研细末，洁净水调和成糊，取适量敷贴于神阙穴，盖以纱布，胶布固定。每日1次。

## 方二

### 药物组成

吴茱萸、生姜各30克,半夏15克,熟大黄10克,葱白连须7根。

吴茱萸

生姜

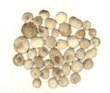
半夏

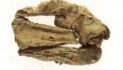
熟大黄

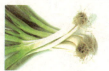
葱白连须

### 功效主治

活血化瘀,降脂通便。适用于痰瘀阻滞所致高脂血症。

### 用法

上药共为粗末,放铁锅内加醋适量炒热,分作2份,纱布包裹,趁热放神阙穴上熨之,两包轮流,冷则换之,每次30～60分钟。每日2～3次,连用3～7日。

## 方三

### 药物组成

胆南星、白矾、川芎、郁金各12克,白芥子30克,生姜适量。

胆南星

白矾

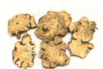
川芎

郁金

白芥子

生姜

### 功效主治

化痰降脂。适用于痰浊中阻所致高脂血症,症见眩晕而头重如蒙,胸闷恶心,食少多寐,苔白腻,脉濡滑。

### 用法

将前5味药共碾成细末,贮瓶密封备用。用时取药末适量,加入生姜汁调和成膏,敷于患者神阙穴上,盖以纱布,胶布固定。每日换药1次,10日为1个疗程。

# 糖尿病

糖尿病是常见的内分泌代谢疾病之一,是指血中胰岛素绝对或相对不足,导致血糖过高,出现糖尿,进而引起脂肪和蛋白质代谢紊乱。中医将糖尿病称为"消渴病",显然是根据糖尿病的典型症状命名的。

## 方一

### 药物组成

当归、牛膝、冰片各10克,芒硝6克,赤芍20克,蜈蚣20条,牛胆汁适量。

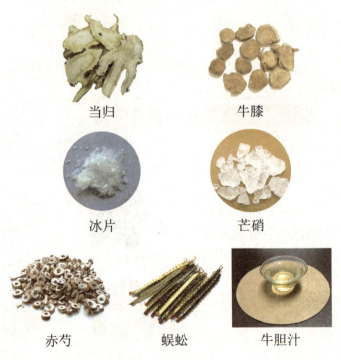

当归　牛膝　冰片　芒硝　赤芍　蜈蚣　牛胆汁

### 功效主治

活血通络,消癥降糖。主治糖尿病。

### 用法

将前6味药共研细末,加牛胆汁,水泛为丸如白芥子大。用时每次取本丸1粒,放置神阙穴位上,外用胶布固定。2～3天换药1次。

## 方二

### 药物组成

生石膏、知母、葛根、苍术、生地黄、黄芪各10克，延胡索、天花粉各30克。

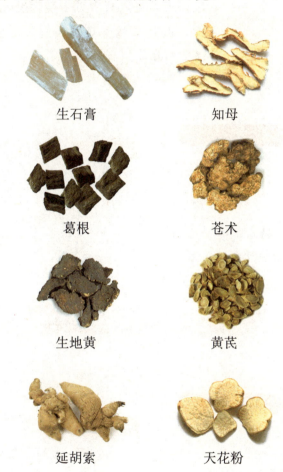

### 功效主治

清热益阴，培土补气，降低血糖。主治糖尿病。

### 用法

上药共研细末，放阴凉处保存备用。取本药散15～25克，加盐酸二甲双胍2.5～4克，混匀，敷神阙穴中，按紧，外以敷料覆盖，胶布固定，勿泄气。每5～7天换药1次，6次为1个疗程。

# 吐血

血由胃来，呕吐而出，血色红或紫暗，常夹有食物残渣，称为吐血，亦称为呕血。吐血主要见于上消化道出血，其中以消化性溃疡出血及肝硬化所致的食管、胃底静脉曲张破裂最多见，其次见于食管炎，急、慢性胃炎，胃黏膜脱垂症，以及某些全身性疾病（如血液病、尿毒症、应激性溃疡）引起的出血。

## 方一

### 药物组成

大蒜适量。

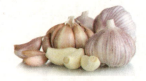

大蒜

### 功效主治

解毒消肿。适用于胃热吐血。

### 用法

将大蒜捣烂成泥，敷双足涌泉穴，以布包扎。每次3～4小时，每日或隔日1次。

## 方二

### 药物组成

小蓟、大蓟、白茅根、大蒜各10克。

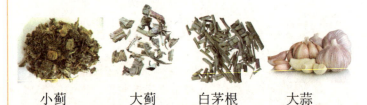

小蓟　　大蓟　　白茅根　　大蒜

### 功效主治

清胃泻火止血。适用于血热呕血。

### 用法

捣烂敷神阙穴，外用纱布覆盖，胶布固定。每日1次，连用3日。

## 方三

### 功效主治

清胃泻火止血。适用于胃热壅盛所致呕血，症见脘腹胀满，甚则作痛，呕血色红或紫暗，常夹有食物残渣，口臭，便秘或大便色黑，舌红，苔黄腻，脉滑数。

### 药物组成

生大黄30克，陈醋适量。

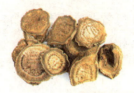
生大黄

陈醋

### 用法

将生大黄研为细末，加入米醋调和如膏，装瓶密封备用。用时取药膏适量，涂于患者神阙穴内，外以纱布覆盖，胶布固定。每日换药1次，3～5次为1个疗程。

## 方四

### 功效主治

清胃泻火止血。适用于肝火犯胃所致呕血，症见呕血色红或紫暗，口苦胁痛，心烦易怒，寐少梦多，舌红绛，脉弦数。

### 药物组成

生大黄、栀子各20克，米醋适量。

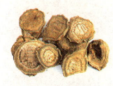
生大黄

栀子

米醋

### 用法

将生大黄和栀子研为细末，贮瓶备用。用时取药末适量，以米醋调成膏，敷于患者神阙穴上，盖以纱布，胶布固定。每日换药1次。

# 中风

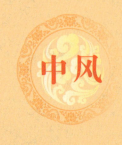

中风，以突然昏仆、口眼㖞斜、半身不遂为临床特征，发病轻者，亦可无昏仆而仅见口眼㖞斜，半身不遂，或兼言语不利。因其病起急骤，变化迅速，与自然界风之善行而数变相类似，故名中风，亦称脑卒中。恢复期康复治疗对于脑卒中后遗症患者非常重要，功能康复锻炼、针灸、理疗，结合敷贴疗效较好。

## 方一

### 功效主治

祛风通络，通便开窍。适用于痰浊阻滞所致中风闭证，突然昏倒，不省人事，口噤不开，手足厥冷，面目昏暗，两手握固，或大小便失禁。

### 药物组成

巴豆50克，食醋适量。

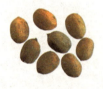

巴豆

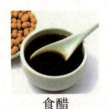

食醋

### 用法

将巴豆研末，取药末约15克与食醋拌和，调成稠糊，备用。用时取巴豆醋糊填神阙穴中，上加薄姜片，再放上艾炷，点燃灸之，至患者苏醒为止。

## 方二

### 功效主治

祛风止痉，活血化瘀。适用于中风不省人事。

### 药物组成

细辛适量。

细辛

### 用法

研为细末，吹入鼻孔。

## 方三

### 功效主治

化痰开窍，活血化瘀。适用于痰浊阻滞所致中风不省人事，牙关紧闭，痰涎壅盛。

### 药物组成

猪牙皂6克，细辛1.5克。

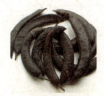
猪牙皂

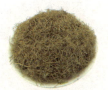
细辛

### 用法

共研细末，取少许吹入鼻孔。如无细辛，猪牙皂一味亦可。

## 方四

### 功效主治

宣窍通闭。适用于中风不语。

### 药物组成

大蒜2瓣。

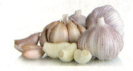
大蒜

### 用法

将蒜瓣去皮，捣烂如泥，涂于牙根部。

## 方五

### 功效主治

祛风止痉，活血化瘀。适用于痰浊阻滞所致中风口噤不开，牙关紧闭，不省人事。

### 药物组成

乌梅6克，冰片1.5克，天南星3克。

乌梅

冰片

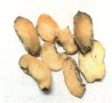
天南星

### 用法

诸药共研末，搽牙齿。

# 面瘫

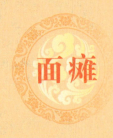

面瘫，即面神经麻痹，中医学称为"口眼㖞斜"。春、秋两季发病较高。可发生于任何年龄，而多数患者为20～40岁，男性略多。导致面瘫的原因很多，中医认为多为脉络空虚，风寒之邪乘虚侵袭阳明、少阳脉络，使经络受阻所致。

## 方一

### 药物组成

生姜1块。

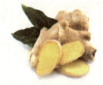

生姜

### 功效主治

祛风活络。对面神经麻痹有效。

### 用法

将生姜剖开，取剖面反复向左向右交替涂擦患侧上下牙龈（指口角㖞向侧的对侧）直到牙龈部有灼热感或发热感时为止。每日2～3次，7日为1个疗程。

## 方二

### 药物组成

黄鳝1条，麝香少许。

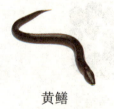

黄鳝

麝香

### 功效主治

祛风除湿，活血散结。适用于风寒入络，瘀血阻滞所致面神经麻痹。

### 用法

以针刺鳝鱼头取血，兑入麝香粉，左㖞涂右脸，右㖞涂左脸。

## 方三

### 药物组成

蓖麻子30克，生附子10克，冰片2克。

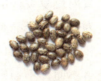
蓖麻子

生附子

冰片

### 功效主治

温经通络化痰。适用于口眼㖞斜。

### 用法

诸药混合捣为药末，加水调为糊；贴神阙穴（肚脐）、地仓穴，左㖞贴右侧地仓穴，贴药后盖上纱布，胶布固定，每日1换，病愈后即洗去。

### 备注

冬季加干姜6克。

## 方四

### 药物组成

马钱子50克（炒至黄褐色），川乌、胆南星、白胡椒、白附子各3克。

马钱子

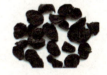
川乌

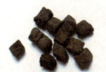
胆南星

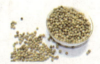
白胡椒

白附子

### 功效主治

温经通络化痰。适用于中风后遗症及口眼㖞斜。

### 用法

诸药共研细末备用。每次取药末10克，撒于胶布中间，制成2块，分贴于神阙穴及牵正穴上。2日换药1次，5～10日见效。

# 三叉神经痛

三叉神经痛属于中医学"头风""面痛"等范畴。临床表现为三叉神经分布区域内反复发作的阵发性剧烈疼痛,多见于中老年患者。中医认为三叉神经痛是五脏功能失调,内有肝火旺盛、肾虚、脾胃不和,加之外感风邪,湿热侵袭,三阳经筋受邪,气血不畅,经络不通,不通则痛。敷贴能够解痉止痛、通经活络,减轻患者的痛苦。

## 方一

### 药物组成

地龙5条,全蝎20克,路路通10克,生南星、生半夏、白附子各50克,细辛5克。

### 功效主治

祛风止痛。主治三叉神经痛。

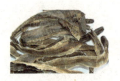
地龙

全蝎

路路通

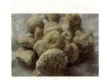
生南星

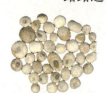
生半夏

白附子

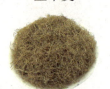
细辛

### 用法

诸药共为细末,加面粉90克,用酒调成饼,摊贴太阳穴,纱布固定,每日1次。用本法治疗三叉神经痛患者,疗程最长6日,最短2日。

## 方二

### 药物组成

黄鳝1条，肉桂、胡椒各10克，冰片3克。

黄鳝

肉桂

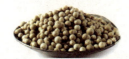
胡椒

冰片

### 功效主治

祛风止痛。主治三叉神经痛。

### 用法

上药共捣碎，加入少量白酒调成糊备用。先取针灸针速刺患侧颊车穴、下关穴，然后外敷此药，外用纱布固定，2天换药1次。用此法治疗时间最短者5天，最长者10天，全部治愈。

## 方三

### 药物组成

老葱白1个，老生姜1块。

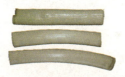
老葱白

老生姜

### 功效主治

祛风止痛。主治三叉神经痛。

### 用法

将葱、姜捣成泥，敷于面颊部或疼痛明显处，用纱布和胶布固定。一般敷贴4小时疼痛即可缓解，第2日再用新的葱姜泥照上法外敷，3～5天疼痛就可消失。

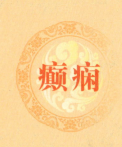

# 癫痫

癫痫俗称羊痫风，是由于脑细胞过度放电引起的反复发作、突然而短暂的脑功能失调。癫痫属于中医学中的"痫证"，在扁鹊所著的《难经》中已有记载，认为风、火、痰、瘀等外邪侵扰身体，导致五脏失调。病发即急，以开窍、醒神、豁痰治其标，平时病缓则祛邪补虚以治其本，是谓本病之大法。

## 方一

### 药物组成

芫花50克（醋浸1日），明雄黄6克，胆南星10克，白胡椒5克。

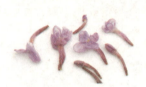

芫花

明雄黄

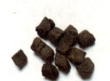

胆南星

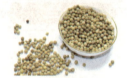

白胡椒

### 功效主治

化痰开窍定痫。适用于痫证。

### 用法

上药混合粉碎为末，过筛，取药末10～15克，填放神阙穴内，覆以纱布，胶布固定。3～5日换药1次，连续3个月为1个疗程。

### 备注

治疗期间，忌食油腻、猪肉及刺激性食物。

## 方二

### 功效主治

潜阳定痫。适用于痫证,症见猝然昏倒,不省人事,两目上视,四肢抽搐,或口中如作猪羊叫声,移时苏醒如常人。

### 药物组成

吴茱萸60克。

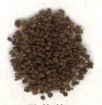

吴茱萸

### 用法

将吴茱萸研为极细粉末,装瓶备用。用药前先用温开水将患者神阙穴皮肤洗净,取药末适量,趁湿填满神阙穴,外用胶布封固。每3～5日换药1次,5次为1个疗程。

## 方三

### 药物组成

僵蚕、胆南星、白矾、制马钱子各10克,艾叶、生姜各适量。

### 功效主治

平肝化痰定痫。适用于痫证。

僵蚕

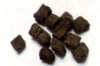
胆南星

白矾

制马钱子

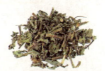
艾叶

生姜

### 用法

将方中前4味药共研成细末,贮瓶备用。用时取药末适量与艾叶和生姜混合捣融如泥,敷于患者神阙穴及会阴穴上,将艾炷置于药膏上,点燃灸之,灸壮数适病情而定,每日1次。

# 高血压

高血压是以体循环动脉血压增高为主要临床特征，并伴有血管、心、脑、肾等器官病理性改变的全身性疾病。成年人收缩压在140毫米汞柱以上，和（或）伴有舒张压在90毫米汞柱以上，并伴有头痛、头晕、耳鸣、健忘、失眠、心悸等症状，即可确诊为高血压。中医认为原发性高血压与肾、肝密切相关，敷贴可以调和气血、疏通经络，从而达到降压的效果。

## 方一

### 药物组成

白芷、川芎、吴茱萸各等份。

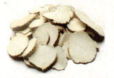

白芷　　川芎　　吴茱萸

### 功效主治

潜阳活血降压。适用于原发性高血压。

### 用法

将以上药物混合碾成细末，装瓶备用。用时取药末适量，以温开水调和如膏，敷于患者神阙穴内，盖以纱布，胶布固定。每日换药1次，10次为1个疗程。

## 方二

### 药物组成

吴茱萸15克。

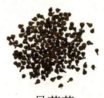

吴茱萸

### 功效主治

引血下行。适用于原发性高血压。

### 用法

将吴茱萸研末，用醋调成糊，临睡前贴两侧涌泉穴。10日为1个疗程，连用2个疗程。

# 第三章
## 外科病症敷贴良方

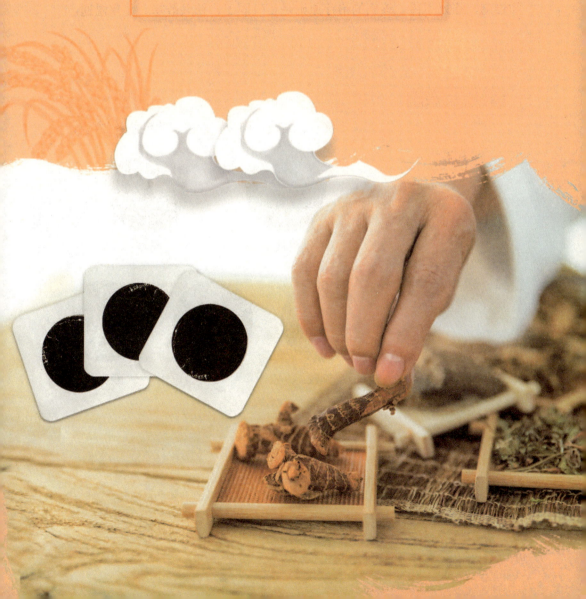

# 风湿性关节炎

中医把风湿病归为痹病，属于"痹证""历节风"的范畴，有风痹、寒痹、湿痹及热痹（急性风湿热）4型。风痹型关节炎的特点是关节疼痛游走不定；湿痹型关节炎的特点是湿邪内侵影响关节，关节拘挛，屈伸不利，活动不便，肢体沉重；热痹型关节炎的特点是关节红肿灼热，疼痛拒按，伴有发热、出汗、口渴、尿短赤等热证；寒痹型关节炎喜热怕凉，局部拘挛，痛如锥刺，痛处不移。该病的治疗原则是正气固卫、祛风散寒、化寒温通。

## 方一

### 药物组成

桃枝、桑枝、柳枝、竹枝、酸枣枝各30克。

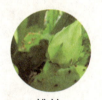
桃枝

桑枝

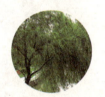
柳枝

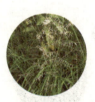
竹枝

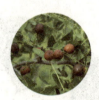
酸枣枝

### 功效主治

祛风除湿，散寒止痛。适用于膝关节炎。

### 用法

上述5种枝以新枝为好，不能要干枝，粗细似筷子，切成3厘米长短，放水3000毫升煎煮，煎成的五枝液趁热放入盆中。让患者平卧，盖上棉被，不得漏气，双膝屈曲，将盆放双膝之下，让蒸腾之气熏蒸膝关节，待膝关节及下肢发汗为宜，约1小时。每日1次，连续10日为1个疗程。同时内服中药及西药。

## 方二

### 药物组成

陈醋 1000 毫升，葱白 50 克。

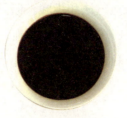
陈醋

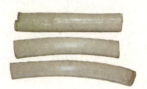
葱白

### 功效主治

祛风除湿，散寒止痛。适用于风湿性关节炎或急性关节肿痛。

### 用法

先煎醋剩至一半时，加入切细的葱白，再煮两沸，过滤，以布浸醋液并趁热裹于患处。每日 2 次。

## 方三

### 药物组成

食盐 500 克，小茴香 120 克。

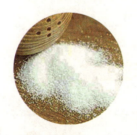
食盐

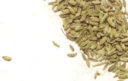
小茴香

### 功效主治

祛风散寒。适用于关节痛或风寒腰痛、腿痛。

### 用法

共放锅内炒极热，取出一半用布包住热敷痛处，凉了再换另一半，再炒，如此反复数次。每日上下午各 1 次。

# 外伤出血

出血是任何创伤均可发生的并发症，又可是主症，是威胁伤病员生命十分重要的原因之一。出血有性质、种类、多少之分，应采取相应的止血方法和步骤。但无论遇到哪种出血都应采取有效、可靠的方法，分秒必争地止血，才能降低伤病员的损失，特别是大出血的急救，是挽救伤病员生命的刻不容缓的大事。

## 方一

**药物组成**

煅石膏60克，生乳香30克。

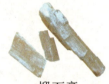
煅石膏

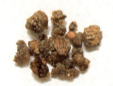
生乳香

**功效主治**

止血生肌。适用于外伤出血。

**用法**

上药共研细末拌匀，封患处。

## 方二

**药物组成**

苏木200克。

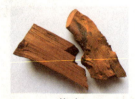
苏木

**功效主治**

活血疗伤。适用于刀伤出血，跌打损伤。

**用法**

上药研为细末，敷于患处，封之，外缠纱布裹紧。

## 方三

### 药物组成

花蕊石、松香各6克，血竭2.4克，百草霜4.5克。

花蕊石

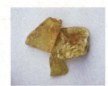
松香

血竭

百草霜

### 功效主治

止血消炎。适用于外伤流血不止。

### 用法

上药共研细末，和匀，分2次外敷伤处。

## 方四

### 药物组成

栀子、墨旱莲、刘寄奴、白及、檵木叶各等份。

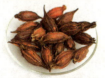
栀子

墨旱莲

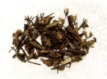
刘寄奴

白及

檵木叶

### 功效主治

收敛止血，消肿生肌。适用于外伤出血。

### 用法

用特制可溶性纱布做止血巾，将药共研细末，装入巾内，包封，高压消毒后备用。使用时将纱布包扎于伤口出血处。

# 烧烫伤

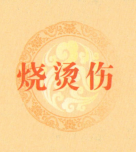

中轻度烧烫伤为临床常见病,以清热解毒、利湿消肿、养阴生津为治疗原则。烫伤部位以头面部为主,重在清热解毒;以下肢部位为主,重在清热利湿消肿;年老阴虚患者,或烧烫伤面积较大,渗出液较多而伤阴耗液者,重在清热护阴。

## 方一

**功效主治**

解毒清热凉血。适用于烧伤。

**药物组成**

生鸡蛋1个,白酒25毫升。

生鸡蛋

白酒

**用法**

生鸡蛋取清。将蛋清加入白酒混合搅匀,涂抹患处,每日3次。有水疱者,可用消毒针头刺破水疱,放出浆液后,再涂上药。

## 方二

**功效主治**

化瘀解毒,清热凉血。适用于烧伤。

**药物组成**

黄连10克,地榆5克。

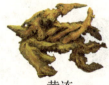
黄连

地榆

**用法**

上药共研细末,瓶贮备用。凡烧烫伤渗出物多者,撒布药末于患部。结痂后可用菜籽油调敷患部。

## 方三

### 药物组成

生乳香、生没药、地榆各30克,轻粉6克,大黄20克,血竭、冰片各4克,蜂蜡15克,香油120克。

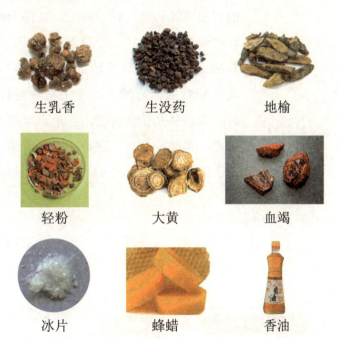

生乳香　生没药　地榆
轻粉　大黄　血竭
冰片　蜂蜡　香油

### 功效主治

解毒清热凉血。适用于烧伤。

### 用法

先将香油熬沸,入乳香、没药、地榆、大黄,再熬沸数分钟,去渣,将血竭、轻粉的一半放入,熬1~2分钟,入蜂蜡待溶化后倒入杯内,稍停一会儿,再将剩下的血竭和轻粉搅入,待冷至30℃时,放入冰片,收藏备用。用时将药涂于纱布或油纸上,厚约2毫米,贴于患处。每日换药1次,微包扎或暴露均可。

# 毒蛇咬伤

我国的蛇类约有160余种，其中毒蛇约占1/3，华南地区较多，而危害较大且能致人死亡的剧毒蛇约有10种。具有神经毒的有银环蛇、金环蛇、海蛇，血循毒的有蝰蛇、尖吻蝮蛇、竹叶青蛇和烙铁头蛇，混合毒的有眼镜蛇、眼镜王蛇和蝮蛇。一般来说，毒蛇的体表特征是头呈三角形，尾短而钝，身体魔纹色彩鲜明，毒蛇的唇腭上有一对毒牙和毒腺，被毒蛇咬伤时，毒液从其腺体内排出，沿毒牙的小管或沟进入伤口，引起中毒。毒蛇咬伤后，蛇毒在人体内迅速播散，短期内可危及生命。因此，必须及时采取各种有效的抢救措施。

## 方一

**功效主治**

蛇咬伤、蝎蜇伤、蜂蜇伤等。

**药物组成**

大葱、蜂蜜各适量。

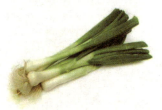
大葱

蜂蜜

**用法**

将大葱洗净，捣成烂泥，调以蜂蜜，搅匀，敷于患处，每日换药1次。

## 方二

### 功效主治

毒蛇咬伤。

### 药物组成

雄黄、白矾各3克，白芷9克。

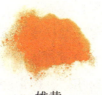
雄黄

白矾

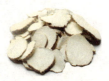
白芷

### 用法

诸药共研细末，水调糊状，外敷患处。每日1次。

## 方三

### 功效主治

各型蛇咬伤。

### 药物组成

半边莲、独角莲、七叶一枝花各12克，白花蛇舌草30克。

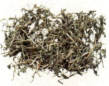
半边莲

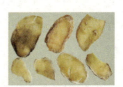
独角莲

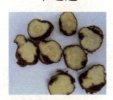
七叶一枝花

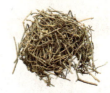
白花蛇舌草

### 用法

上述药物捣烂，调鸡蛋清外敷患处。每日3~4次。

# 颈淋巴结核

颈淋巴结核多因结核杆菌从口腔或扁桃体侵入所致，临床表现颈部一侧或两侧淋巴结肿大，一个或几个，或成群成串，无痛痒，按之活动，经干酪样变，液化而成寒性脓肿，继之破溃，形成不易愈合的窦道或溃疡，同时感全身乏力、低热、食欲不振，或夜间睡觉时出汗，即盗汗。中医学称颈淋巴结核为"瘰疬"，俗称"老鼠疮"。本病因肝气郁结，脾失健运，痰热内生，或肺肾阴亏，痰火凝结，而结聚成核。

## 方一

### 功效主治

生津益血，理气止痛。适用于颈淋巴结核、赤肿疔毒及小儿疹疮。

### 药物组成

鲜荔枝10枚。

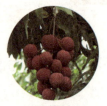

鲜荔枝

### 用法

将荔枝洗净，捣烂如泥，外敷患处，每日更换1次。

## 方二

### 功效主治

散肿消结，化痰解毒。适用于颈淋巴结核。

### 药物组成

山慈菇20克，醋适量。

山慈菇

醋

### 用法

将山慈菇用醋磨细，调涂患处，每日2～3次。

## 方三

### 功效主治

化痰解毒，消肿散结。适用于颈淋巴结核、赤肿疔毒等病症。

### 药物组成

生半夏10克，醋适量。

生半夏

醋

### 用法

将生半夏洗净，研细末，加醋，放置在砂锅内煮沸，成糊即可。将创面用生理盐水清洗，涂糊剂于无菌纱布上，敷盖患处包扎，每天换药1次。

## 方四

### 药物组成

露蜂房1个，血竭3克，麝香0.4克，山慈菇6克，白矾40克。

### 功效主治

颈淋巴结核。

露蜂房

血竭

麝香

山慈菇

白矾

### 用法

露蜂房瓦焙存性。上药共研粉，用香油调匀外敷患处。

# 乳腺增生

乳腺增生是指乳腺上皮和纤维组织增生，乳腺组织导管和乳腺小叶在结构上的退行性病变及进行性结缔组织的生长，其发病原因主要是内分泌激素失调。主要症状以乳房疼痛及乳房肿块为主，且多与月经不调、情志变化、劳累过度等因素有关，或伴乳头痛、乳头溢液等。中医认为乳腺小叶增生系肝气郁结所致，与情绪异常等因素有关。敷贴治疗可缓解乳腺增生带来的疼痛感，并可调节内分泌，消除肿胀，还可以起到软化肿块的效果。

## 方一

### 药物组成

木香、白芷、乳香各10克，山柰、甘松各8克，丁香7克。

### 功效主治

开郁散结，止痛。适用于乳腺增生。

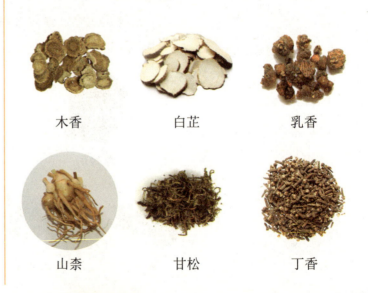

木香　　白芷　　乳香

山柰　　甘松　　丁香

### 用法

上药共研细末，入膏药敷贴患处。

## 方二

### 功效主治

祛风止痒，解郁散结。适用于乳腺增生。

### 药物组成

香附子 120 克，陈酒、米醋各适量。

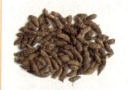
香附子

陈酒

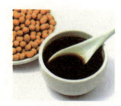
米醋

### 用法

香附子研末，陈酒、米醋酌量以伴湿为度，捣烂后制成饼蒸熟，每日 1 次，干燥后复蒸，轮流外敷患处，5 日换药再敷。

## 方三

### 功效主治

活血，止痛，散结。适用于乳腺增生。

### 药物组成

乳香、没药各 10 克，大黄 15 克，冰片 5 克。

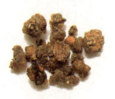
乳香

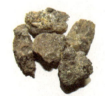
没药

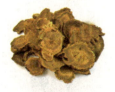
大黄

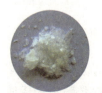
冰片

### 用法

共研细末，用鸡蛋清调敷患处。

# 急性乳腺炎

急性乳腺炎往往是由于各种原因导致乳汁淤积，出现单侧或双侧乳房局部肿胀疼痛，可在短期内出现乳房硬结肿块，部分人可能会伴有排乳困难。若疾病未经有效治疗，细菌沿乳管或淋巴管逆行性感染，则会出现畏寒发热、恶心烦渴、胸闷欲呕、全身疼痛等不适症状。敷贴可起到调和气血、疏通乳管、凉血解毒、散结止痛的作用。

## 方一

**药物组成**

白矾、雄黄各等份。

白矾

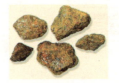

雄黄

**功效主治**

拔毒消肿。适用于急性乳腺炎。

**用法**

上2味药共研细末，陈茶汁调涂患处。

## 方二

**药物组成**

仙人掌、冰片各适量。

仙人掌

冰片

**功效主治**

消炎止痛。适用于急性乳腺炎未成脓阶段。

**用法**

仙人掌捣烂，加冰片外敷患处。

## 方三

### 药物组成

鲜公英适量。

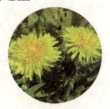

鲜公英

### 功效主治

消热解毒，消肿散结。适用于急性乳腺炎未成脓阶段。

### 用法

捣烂外敷患处，每次1小时，每日3～4次。

## 方四

### 药物组成

水仙花根适量。

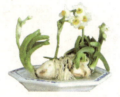

水仙花根

### 功效主治

清热解毒，散结消肿。适用于急性乳腺炎。

### 用法

水仙花根捣烂，敷患处，干则即换。

# 疝气

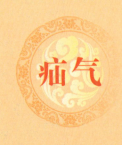

疝气俗称"小肠气",指下腹腔体内容物向外突出的病症。因发病部位不同,一般分为腹股沟疝、股疝和小儿脐疝等。临床表现为阵发性腹痛、恶心、呕吐、局部隆起或阴囊坠胀,腹部有囊状肿物,咳嗽时可对肿物产生冲击,平卧时肿物缩小或消失。中医认为,疝气多与肝经有关,故有"诸疝皆属于肝"之说,治以益气升提或理气散结。

## 方一

### 功效主治

温肝散寒。适用于寒疝。

### 药物组成

吴茱萸30克,肉桂末10克。

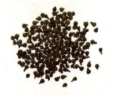
吴茱萸

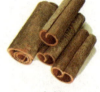
肉桂

### 用法

吴茱萸炒熨小腹,肉桂末敷贴神阙穴。

## 方二

### 功效主治

疏肝理气。适用于疝气。

### 药物组成

小茴香、食盐各适量。

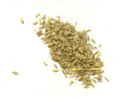

小茴香

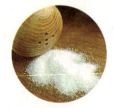
食盐

### 用法

小茴香研细末与食盐同炒热敷神阙穴中,外敷纱布,胶布固定。

### 方三

**药物组成**

八角茴香、大枣、小茴香、老尘土各适量，蜂蜜少许。

**功效主治**

温肝散寒，利湿祛疝。适用于鞘膜积液所致水疝。

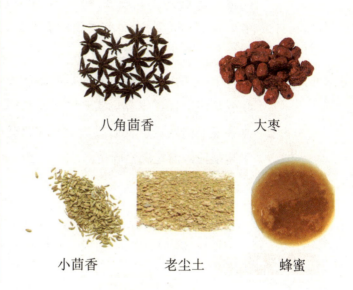

八角茴香　　大枣

小茴香　　老尘土　　蜂蜜

**用法**

将八角茴香、大枣共研细面，用蜂蜜调成药饼敷于神阙穴，再将小茴香、老尘土装入布袋热敷于阴囊上，每次20分钟。

# 前列腺炎

前列腺炎是由细菌、病毒或感染导致的前列腺体和腺管的炎症。本病分急、慢性两种，其中以慢性前列腺炎最常见，多与后尿道炎、精囊炎或副睾炎同时存在。本病多发生于青壮年，但老年男性亦不少见，并常可导致尿路感染，应引起重视。中医认为，本病主要病机为湿热壅滞、气血瘀滞、阴虚火旺或肾阳虚损，本虚标实。湿热蕴结证，治宜清热利湿；气滞血瘀证，治宜活血祛瘀行气；阴虚火旺证，治宜滋阴降火；肾阳虚损证，治宜温肾固精。

## 方一

### 药物组成

麝香0.15克，白胡椒7粒。

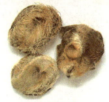
麝香

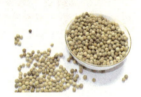
白胡椒

### 功效主治

消肿止痛。适用于前列腺炎。

### 用法

此方为1次用量。将上药分别研粉，先将麝香粉倒入脐内，再把胡椒粉盖于上面，然后盖上1张白纸以盖住神阙穴为度，外用胶布固定。7～10天换药1次，10次为1个疗程。

## 方二

### 药物组成

白胡椒15克，北细辛10克。

### 功效主治

通窍止痛。前列腺炎。

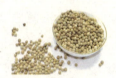
白胡椒

北细辛

### 用法

将上药共研成细末，贮瓶密封备用。敷贴时先将肚脐洗净，再取药末3克填盖脐部，外用剪成4厘米×4厘米的麝香风湿膏覆盖。每3日换药1次，10次为1疗程，停药休息5天继续第二个疗程。

## 方三

### 药物组成

吴茱萸60克。

### 功效主治

散寒止痛。前列腺炎。

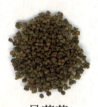
吴茱萸

### 用法

将吴茱萸研末，用酒、醋各半，调制成糊状。外敷于患者的会阴、中极2穴，然后用胶布固定，贴敷12小时。

# 胆囊炎

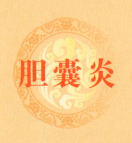

胆囊炎是胆囊发生炎症病变，有急性和慢性之分。症状主要表现：右上腹疼痛，急性且疼痛剧烈者可放射至肩部；腹痛发生12～24小时后会产生不同程度的黄疸；患者食欲不振，尤其不喜食油腻之物。急性胆囊炎会发热，体温在38.5℃以上。临床治疗多以清热解毒、祛湿泄浊、疏肝利胆、活血消积、通腑导滞等法为主。内外合治，中西结合，对改善病情和配合手术治疗有较好疗效。

## 方一

### 药物组成

连翘、龙胆草、栀子各15克。

### 功效主治

疏肝利胆。适用于肝胆湿热所致胆囊炎，症见胁痛口苦，胸闷纳呆，恶心呕吐，目赤或目黄，身黄，小便黄赤，苔黄腻，脉弦滑数。

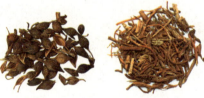

连翘　　龙胆草

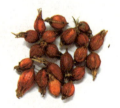

栀子

### 用法

将连翘、龙胆草和栀子共碾成细末，贮瓶密封备用。用时取药末10克，以水调和成膏，涂于患者的神阙穴内。每2日换药1次。

## 方二

### 药物组成

当归、川芎、陈皮、苍术、厚朴、枳壳各3克，食醋适量。

### 功效主治

疏肝理气，利胆和胃。适用于气滞痰阻血瘀所致胆囊炎，症见胁肋走窜疼痛，性情抑郁或急躁，并兼胁下痞块刺痛拒按，舌紫暗或有瘀斑，脉弦涩。

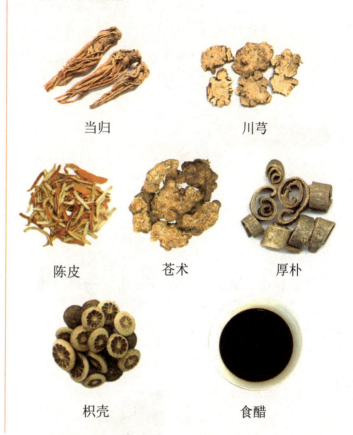

当归　　川芎

陈皮　　苍术　　厚朴

枳壳　　食醋

### 用法

以上诸药混合共碾成细末，食醋调和后贴于患者神阙穴上。每2～3日更换1次。

# 胆石症

胆石症按结石部位可有胆总管结石、肝内胆管结石和胆囊结石之分；按结石性质有胆固醇结石、胆色素结石和混合性结石之分。临床表现主要为右上腹痛，急性发作时呈绞痛，多在油腻食物及饱餐后的夜间或清晨发作，而慢性患者疼痛呈隐痛。患者可伴恶心、呕吐、厌油、嗳气等症。

## 方一

### 药物组成

大黄10克，莱菔子12克，葱头、食盐各适量。

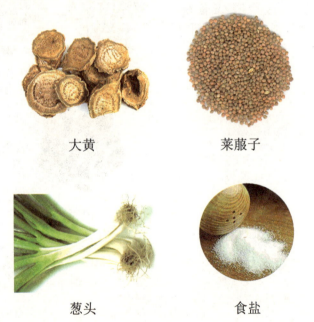

大黄　　莱菔子

葱头　　食盐

### 功效主治

消积导滞，通利大便。适用于胆石症，大便秘结，腹满胀痛之症。

### 用法

将大黄、莱菔子共碾成细末，与葱头、食盐共捣烂如膏，在锅内炒热，敷于脐上，盖以纱布，胶布固定，每天换药1次。

## 方二

### 药物组成

芒硝6克,皂荚15克。

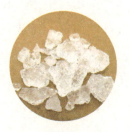

芒硝　　　　皂荚

### 功效主治

软坚积,攻积滞,通大便。适用于胆结石之症。

### 用法

芒硝用水化开,加皂荚末敷神阙穴。

## 方三

### 药物组成

黄芪30克,皂荚12克,大黄10克。

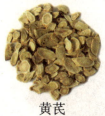

黄芪　　　皂荚　　　大黄

### 功效主治

益气通便。适用于胆结石。

### 用法

用时取药末适量,以蜂蜜调和如膏,敷于神阙穴内,外用敷料覆盖,将以上诸药混合共碾成细末,贮瓶备用。胶布固定。每日换药1次。

# 腱鞘炎

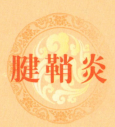

腱鞘炎，或称狭窄性腱鞘炎，是常见的手部疾患，多发于手腕桡骨茎突部及拇指与中指。临床表现主要为腕部桡骨茎突部慢性疼痛，进行性加重，可放射至全手、肩部和肘部。拇指无力，拇指及腕部活动障碍。桡骨茎突部轻度肿胀，局限性压痛，皮下可触及一豌豆大小如软骨样硬度之肿物，狭窄严重时可触及摩擦感，少数拇、中指可变为弹响指，病久大鱼际有轻度萎缩。

## 方一

**药物组成**

栀子30克，大黄12克，红花3克，姜黄15克。

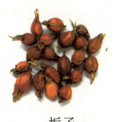

栀子

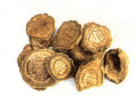

大黄

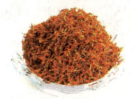

红花

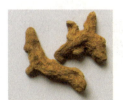

姜黄

**功效主治**

清热消肿。适用于腱鞘囊肿。

**用法**

共研细末，取适量用食油调匀，敷患处，胶布固定。5天换药1次。

## 方二

### 药物组成

川乌、草乌、艾叶、薄荷各20克，川芎、续断、当归、伸筋草、威灵仙、青风藤各30克。

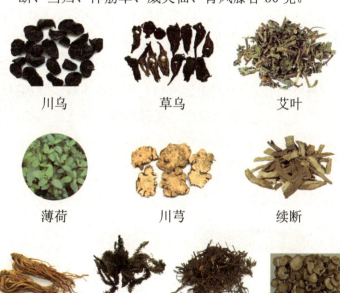

川乌　　草乌　　艾叶

薄荷　　川芎　　续断

当归　　伸筋草　　威灵仙　　青风藤

### 功效主治

化瘀通络，温经止痛。适用于腱鞘炎，滑囊炎。

### 用法

将上药装入布袋内，放锅内加少量水煎煮，开锅后15分钟，将布袋拿出，待温时置于患部热敷，药液可用纱布蘸洗患部。1日3次，每次15～20分钟，5日为1个疗程。

## 方三

### 药物组成

紫花地丁适量。

紫花地丁

### 功效主治

清热解毒，燥湿凉血。适用于腱鞘炎。

### 用法

洗净晒干，研为细末，灭菌后用等份的甘油、2倍的水制成膏，外敷患处。每日1次。

# 肋软骨炎

肋软骨炎是指发生在肋软骨部位的慢性非特异性炎症，又称非化脓性肋软骨炎、肋软骨增生病。此病多见于青壮年女性，西医病因至今尚不明确，一般认为与劳损或外伤有关，在人们搬运重物，急剧扭转或因胸部挤压等使胸肋关节软骨造成急性损伤，或因慢性劳损或伤风感冒引起的病毒感染等，导致胸肋关节面软骨的水肿、增厚的无菌性炎症反应而发病。

## 方一

**药物组成**

生川乌、生草乌、生南星、生半夏、生白附子各50克。

**功效主治**

祛风除湿，化痰散结，止痛。适用于肋软骨炎。

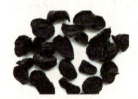
生川乌

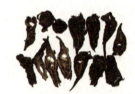
生草乌

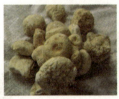
生南星

生半夏

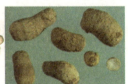
生白附子

**用法**

共研细末混匀，分为6～8份。根据病变部位大小取适量药末，加入少许面粉，用温水或蜂蜜调成糊状，每晚临睡前外敷患处，并于次晨取下，如无瘙痒、皮疹等过敏反应，可连续外敷24小时。为保持敷药湿润，应每隔7～8小时取下调湿再敷。

## 方二

### 药物组成

伸筋草60克，透骨草80克，川乌、草乌各20克，水蛭、䗪虫各15克。

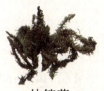
伸筋草

透骨草

川乌

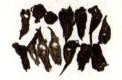
草乌

水蛭

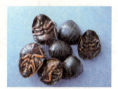
䗪虫

### 功效主治

祛风除湿，舒筋活络。适用于肋软骨炎。

### 用法

上药煎汁，趁热浸透多层纱布，敷于压痛明显部位，每日2～3次，每次不少于半小时，2天1剂。若同时以热水袋置于纱布上熨，可提高疗效。

## 方三

### 药物组成

云南白药0.5～1克。

云南白药

### 功效主治

活血止痛，解毒消肿。适用于肋软骨炎。

### 用法

用白酒或75%医用乙醇将云南白药调成糊状，外敷患处，用胶布或伤湿止痛膏固定。3日左右换药1次，一般用药1～2次，最多4次即可痊愈。为消除粘贴的不适感觉，可在2次外敷期间休息1～2日。

# 骨髓炎

骨髓炎是指化脓性细菌感染骨髓、骨皮质和骨膜而引起的炎症性疾病，多数由血源性引起，也由外伤或手术感染引起，多由疖痈或其他病灶的化脓菌毒进入血液而达骨组织。四肢骨两端最易受侵，尤以髋关节为最常见。临床上常见有反复发作，严重影响身心健康和劳动能力。急性骨髓炎起病时高热、局部疼痛，转为慢性骨髓炎时会有溃破、流脓、有死骨或空洞形成。重症患者常危及生命，有时不得不采取截肢的应急办法，致患者终身残疾。

## 方一

### 药物组成

全蝎5克，蜈蚣10克。

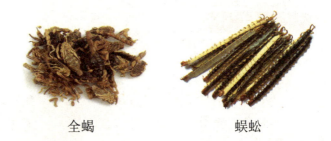

全蝎　　　　　蜈蚣

### 功效主治

解毒止痛。适用于骨髓炎。

### 用法

上药共研为细末，高压消毒后备用。用时取油纱布条蘸上药末少许，塞入伤口，外盖纱布，胶布固定，2日换药1次。

## 方二

### 药物组成

闹羊花2000克，青壳鸭蛋1个。

### 功效主治

解毒清热止痛。适用于骨髓炎。

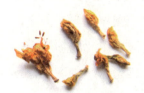
闹羊花

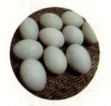
青壳鸭蛋

### 用法

将闹羊花根切碎洗净，放锅内浓煎，去渣浓缩后收贮。用时加青壳鸭蛋调匀涂于患处，每日3次。

## 方三

### 药物组成

蜈蚣粉20克，桐油250克。

### 功效主治

解毒散结。适用于骨髓炎。

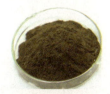
蜈蚣粉

桐油

### 用法

蜈蚣粉放入生桐油中浸泡10日后可外搽患处，每日3次，每次1克。

# 阑尾炎

阑尾炎是一种常见的腹部疾病，可分为急性和慢性两种。急性阑尾炎好发于青壮年，主要有腹痛、胃肠症状和发热等全身反应。急性阑尾炎的致病菌，如大肠杆菌、肠球菌、类杆菌等，原已生存于阑尾腔内，人之所以发病，与全身抵抗力下降有关。阑尾炎属中医"肠痈"范畴，其病因有气滞血瘀，蕴积化热，热胜肉腐为脓。中医治疗阑尾炎，宜清热解毒、活血化瘀、通腑理气。

## 方一

**药物组成**

鲜姜、鲜芋头、面粉各适量。

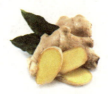
鲜姜

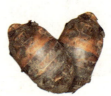
鲜芋头

面粉

**功效主治**

散瘀定痛。适用于急性阑尾炎及痈。

**用法**

将姜、芋头去粗皮，洗净后捣烂为泥，再加适量面粉调匀，备用。将药膏外敷患处。每日换药1次，每次敷3小时。

## 方二

### 药物组成

生大黄 30 克。

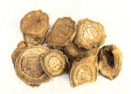

生大黄

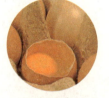

鸡蛋清

### 功效主治

活血通便，化瘀止痛。适用于肠痈初起腹痛。

### 用法

研末与2个鸡蛋清和匀涂于神阙穴及脐周。每日2或3次。

## 方三

### 药物组成

七叶一枝花、生大黄各 15 克，鸡蛋清适量

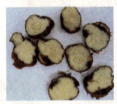

七叶一枝花

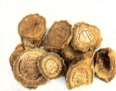

生大黄

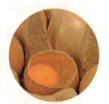

鸡蛋清

### 功效主治

活血通便，化瘀止痛。适用于肠痈腹痛，口渴思饮，便秘。

### 用法

前2药研末，以鸡蛋清调敷神阙穴及中脘穴。每日2～3次，常法固定。

# 肠梗阻

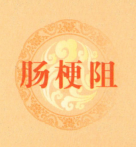

肠梗阻是外科常见的急腹症之一。中医称之为"大便不通""肠结""关格"等，认为由于饮食不节、热邪郁闭、寒邪凝滞、湿邪中阻、气血淤滞、燥屎内结、虫团聚集等因素导致肠腑传导失常，通降受阻，使气机痞结，水津潴留，闭阻于中，出现胀、痛、呕、闭四大症状。肠梗阻多与肠道肿瘤、结肠憩室炎、粪便嵌顿及乙状结肠扭转和肠粘连、嵌顿疝等有关。

## 方一

**药物组成**

大黄、芒硝各10克，厚朴、枳壳各6克，冰片3克。

**功效主治**

导滞化痰通便。适用于麻痹性肠梗阻。

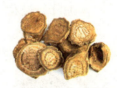
大黄

芒硝

厚朴

枳壳

冰片

**用法**

上药共研细末，以藿香正气水调成糊，填敷神阙穴，以麝香壮骨膏固定，并以热水袋敷在药上。每日换药1次。

## 方二

### 功效主治

活血通便，润肠止痛。适用于急性肠梗阻。

### 药物组成

鲜苦楝皮100克，陈醋适量。

鲜苦楝皮

陈醋

### 用法

将新鲜苦楝根皮洗净捣烂如泥，与陈醋调成糊，做成药饼外敷于患者腹部梗阻部位，外敷时间以包块消散，梗阻解除为度。梗阻解除后，服用驱虫药1～3剂。

## 方三

### 功效主治

理气导滞，化痰通便。适用于继发于腹部手术以后肠麻痹，以及继发于各种类型的腹膜炎（特别是穿孔性、弥漫性腹膜炎）的腹膨胀。

### 药物组成

丁香50克，75%乙醇适量。

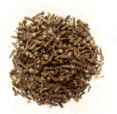
丁香

75%乙醇

### 用法

将丁香研为细末，加入75%乙醇调和成膏，对乙醇过敏者，可用开水调和，敷于神阙穴上，直径6～8厘米，以塑料薄膜覆盖，周围用胶布固定，以减少乙醇挥发，对胶布过敏者，可用绷带固定。

### 备注

机械性肠梗阻不适宜应用本方。

# 肛裂

肛裂是指肛管皮肤全层裂开，并形成慢性溃疡的一种疾病。临床表现以周期性肛门疼痛、大便带血、便秘为特点。中医认为本病由于过食辛辣、烧烤之品，实热内生，热结肠腑，或久病体弱，阴血亏虚，津液不足，肠失濡润，粪便秘结，粪便粗硬，排便努挣，擦破肛门皮肤，复染邪毒，长久不愈，形成慢性溃疡。血热肠燥证，治宜清热润肠通便；阴虚肠燥证，治宜养阴清热润肠。

## 方一

### 功效主治

解毒去腐。适用于肛裂、肛瘘、脱肛，或各种原因引起的窦道、瘘管或溃疡。

### 药物组成

蜈蚣5条。

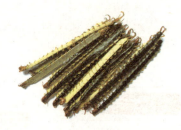

蜈蚣

### 用法

将蜈蚣焙黄存性，研末密封备用。根据窦道或瘘管的深浅，插入掺有药末的纸捻，每日用药1次。同时，外敷小膏药或纱布垫均可。若有溃疡可撒本药末于创面上。

## 方二

### 功效主治

去腐生肌。适用于肛裂、肛瘘、脱肛。

### 药物组成

白及粉适量。

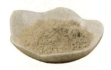

白及粉

### 用法

先将伤口及其周围以生理盐水擦洗清洁，必要时扩创。如有腐败及过度增生的肉芽组织时，可用硝酸银棒腐蚀；再用盐水或硼酸水清洁消毒处理瘘口及伤口周围；然后将消毒的白及粉放入瘘管内，务必充分送入其深处并且塞满，随后用消毒纱布覆盖之。开始用时每日或隔日换药1次，经3～10次后可改为每周换药1次，直至瘘管愈合为止。

# 脱肛

脱肛是直肠黏膜、肛管、直肠全层，甚至部分乙状结肠向下移位，脱出肛外的一种疾病。其特点是直肠黏膜及直肠反复脱出肛门外，伴肛门松弛，多见于儿童及老年人。

## 方一

**药物组成**

石榴皮10克，白矾5克。

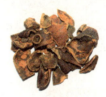

石榴皮

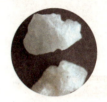

白矾

**功效主治**

清热收敛。适用于脱肛。

**用法**

将上药碾为细末，先用温水洗肛门，再将药末撒在肛门周围，贴胶布作丁字形固定。每日1次。

## 方二

**药物组成**

活蜗牛、冰片各适量。

活蜗牛

冰片

**功效主治**

清热解毒，消肿。适用于脱肛。

**用法**

将蜗牛洗净，用冰片撒在蜗牛的贴地肉上，放洗净的瓦钵中，让其分泌黏液，加盖盖好。用时先用盐水洗净患处，将蜗牛黏液涂在脱出的直肠周围，顷刻后将直肠压进，贴胶布做丁字形固定。

## 方三

### 药物组成

马勃30克,香油适量。

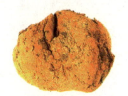
马勃

香油

### 功效主治

解毒,止血。适用于脱肛、肛门红肿。

### 用法

将马勃焙干,研末,香油涂敷,每日1次。

## 方四

### 药物组成

五倍子10克,大蜘蛛1只,冰片少许,香油适量。

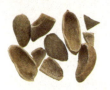
五倍子

大蜘蛛

冰片

香油

### 功效主治

解毒消肿,收湿敛疮。适用于脱肛不收。

### 用法

将五倍子和大蜘蛛(去头足)放置瓦上焙枯,研末,再加冰片少许,香油调匀外用。每日3~5次涂敷。

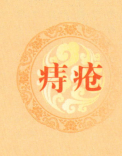

# 痔疮

痔疮是指直肠下端黏膜和肛管远侧段皮下的静脉曲张团块呈半球状隆起的肉球,如发生在肛门内的叫内痔,在肛门外的叫外痔,内外均有的为混合痔。中医认为,主要是饮食不节,燥热内生,下迫大肠,以及久坐、负重、远行等,气血运行不畅所致瘀血,热与血相搏,气血纵横,筋脉交错,结滞不散而形成痔疮。敷贴即可缓解其症状。

## 方一

### 药物组成

生大蒜适量。

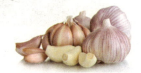

生大蒜

### 功效主治

解毒消肿。适用于外痔。

### 用法

放火上烤熟后,捣碎,用消毒纱布包起来,做局部热敷。每日1～2次。

## 方二

### 药物组成

猪胆汁1克。

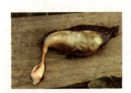

猪胆汁

### 功效主治

清热解毒,润燥。适用于痔疮。

### 用法

将猪胆汁放入盛温水30毫升的小瓶中,待其溶化后摇匀即成,以药棉蘸液外涂痔疮,每日2～3次。

## 方三

### 药物组成

乌药、大黄、当归、血竭各150克，地榆15克，黄柏、石菖蒲、红花各75克，冰片、煅白矾各50克。

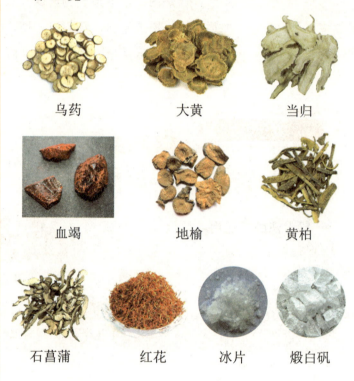

乌药　　大黄　　当归
血竭　　地榆　　黄柏
石菖蒲　红花　　冰片　煅白矾

### 功效主治

清热解毒，散血消肿。适用于炎性外痔、血栓性外痔。

### 用法

共研极细末，过120目筛，加凡士林1500克调匀装瓶，高压消毒备用。局部用1∶5000的高锰酸钾液坐浴后，将药膏涂敷患处，每日换药2次。

# 第四章
## 五官科病症敷贴良方

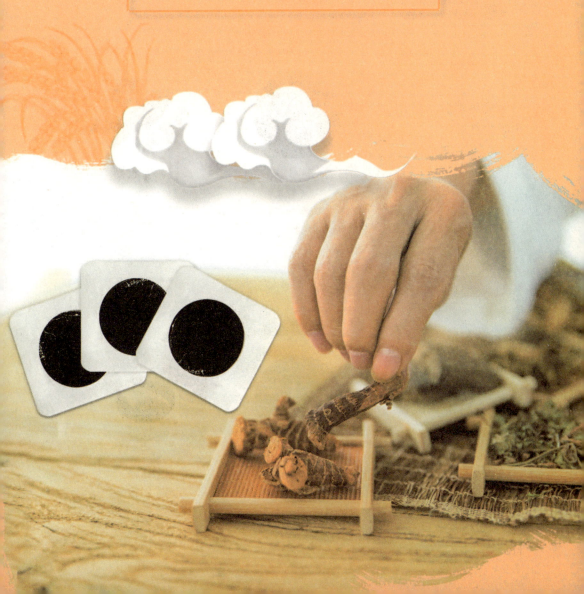

# 睑腺炎

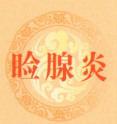

睑腺炎俗称"针眼",为常见眼病。多因葡萄球菌感染而引起的睫毛、毛囊周围皮脂腺或睑板腺的急性化脓性炎症。一般3~5天后逐渐变软形成黄色脓头,破溃后脓液流出。脓液一旦排出、排净,红肿及疼痛即明显减轻。少数患者呈多发性睑腺炎,有的反复发作。

## 方一

**功效主治**

清热消肿。适用于眼睑红肿。

**药物组成**

生南星、生地黄各等份。

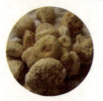

生南星

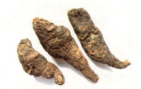

生地黄

**用法**

上药共研成膏,贴两太阳穴。

## 方二

**功效主治**

解毒散瘀。适用于睑腺炎,眼睑肿痛。

**药物组成**

蛇蜕、醋各适量。

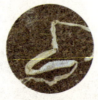

蛇蜕

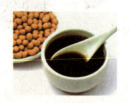

醋

**用法**

将蛇蜕浸泡醋中片时,将蛇蜕捞出,贴于外眼睑患部。

## 方三

### 功效主治

清热凉血。适用于眼睑红肿，疼痛较甚者。

### 药物组成

鲜生地黄适量。

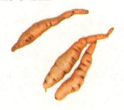
鲜生地黄

### 用法

鲜生地黄捣烂取汁，与醋同量调匀，搽患处。每日3～4次。

## 方四

### 药物组成

天花粉、天南星、生地黄、蒲公英各等份。

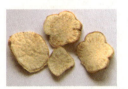
天花粉

天南星

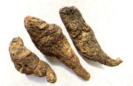
生地黄

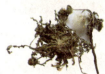
蒲公英

### 功效主治

清热消肿。适用于眼睑红肿。

### 用法

上药焙干共研细末，用食醋或液状石蜡油调成膏状，经高压消毒后备用。根据睑腺炎的大小，用不同量的膏剂，涂在纱布或胶布上敷贴局部，每日换药1次。

# 旋耳疮

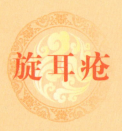

旋耳疮指发生于耳根部的湿疮类疾病。中医认为，此证生于耳后缝间，延及耳折，上下如刀裂之状，色红时津黄水，由胆、脾湿热所致。"然此疮月盈则疮盛，月亏则疮衰，随月盈亏，是以又名月蚀疮也。"（《医宗金鉴》）治疗以清热祛湿、清宣郁热为原则。

## 方一

**药物组成**

蛇床子、黄连各3克，轻粉0.3克。

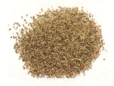

蛇床子　　黄连

轻粉

**功效主治**

清热解毒，燥湿止痒。适用于外耳湿疹，灼热，瘙痒。

**用法**

上药共为细末，敷患处。

## 方二

**药物组成**

蚕豆皮、香油各适量。

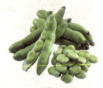

蚕豆

香油

**功效主治**

解毒消肿。适用于耳部湿疹。

**用法**

将蚕豆浸泡软后，剥其皮晒干，用火将蚕豆皮烘烤极焦，研成细末过筛，香油调拌均匀。敷于患处，每日1剂。

## 方三

### 药物组成

天花粉30克，滑石粉20克，苍术、黄柏各10克，青黛粉3克。

### 功效主治

清热消炎，燥湿敛疮。适用于外耳湿疹，糜烂，渗液。

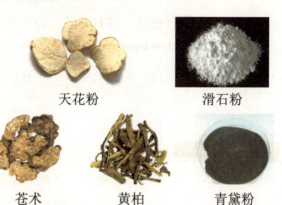

天花粉　　滑石粉

苍术　　黄柏　　青黛粉

### 用法

上药共为细末，装瓶备用。用时撒布患处，以敷盖住患面为度，用无菌纱布固定，每日1次。

### 备注

用药期间禁食鱼虾蛋及辛辣食物。皮肤粗糙者不宜使用。

## 方四

### 药物组成

轻粉6克，蛇床子30克，苦参、黄柏各15克，乌贼骨12克。

### 功效主治

祛风燥湿，消炎止痒。适用于外耳湿疹，局部渗水流脓。

 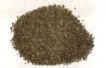

轻粉　　蛇床子

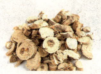  

苦参　　黄柏　　乌贼骨

### 用法

上药共研细粉，敷擦患处，亦可用香油调敷患处。每日2次。

# 鼻疳

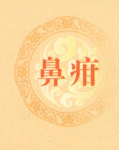

鼻疳是指湿热邪毒上犯或血虚生风化燥所致的,以鼻前孔及其附近皮肤红肿、糜烂、渗液、结痂、灼痒或皲裂为主要特征的鼻部疾病,常反复发作,经久不愈。中医认为,乃肺经蕴热、邪毒外袭、脾胃失调、湿热郁蒸、阴虚血燥、鼻窍失养所致。肺经蕴热者给予清热泻肺,湿热郁蒸者给予清热燥湿,阴虚血燥者给予养血滋阴。

## 方一

**药物组成**

杏仁、人乳各适量。

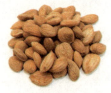

杏仁

人乳

**功效主治**

滋阴润燥。适用于鼻前生疮,糜烂。

**用法**

将杏仁捣烂和人乳调匀,敷于患处。

## 方二

**药物组成**

黄柏、槟榔各6克,猪油适量。

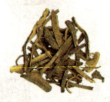

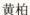

黄柏

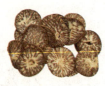

槟榔

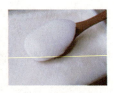

猪油

**功效主治**

清热解毒,除湿润燥。适用于鼻前皮肤生疮。

**用法**

上药共为末,猪油熬热调敷。

## 方三

### 药物组成

瓦松适量。

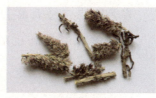

瓦松

### 功效主治

清热凉血。适用于鼻疮糜烂日久不愈者。

### 用法

将瓦松烧炭存性，研末，撒布患处。

## 方四

### 药物组成

薄荷15克，青黛、人中白、黄连、硼砂各10克，黄柏12克，冰片3克。

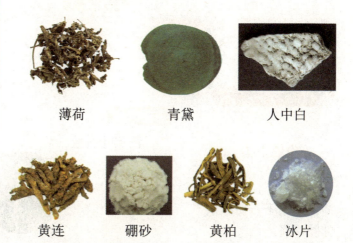

薄荷　　青黛　　人中白

黄连　　硼砂　　黄柏　　冰片

### 功效主治

清热解毒，消肿止痛，收湿止痒。适用于鼻孔前附近皮肤红肿，糜烂，流黄水。

### 用法

上药分别研成细末，混匀。用时把药粉用植物油调成糊状，患处先用75%乙醇消毒，再敷药，外盖消毒纱布，每日换药1次。

# 唇疔

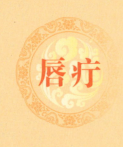

唇疔指疔生唇上，症见初起如粟如芥，形小根深，周围有红肿根盘，自觉麻木痒痛，伴壮热烦渴，二便不利。多为脾胃二经火毒上冲所致。疔初起，红肿未溃时，治以清热解毒、消肿止痛为主；如疔头溃破后，治以清热拔毒、去腐生肌为主。

## 方一

### 药物组成

冰片2克，僵蚕3克，黄柏6克。

冰片　　僵蚕　　黄柏

### 功效主治

清热泻火，解毒消肿，燥湿敛疮。适用于嘴唇生疮。

### 用法

上药共研细末，敷患处。

## 方二

### 药物组成

芭蕉叶适量。

芭蕉叶

### 功效主治

清热消肿，止痛。适用于一切疔疮红肿疼痛。

### 用法

芭蕉叶晒干，烧存性，瓶装备用。使用时患处常规消毒，用蜂蜜或麻油、米醋拌匀，敷于患处，外覆消毒纱布。每日1换。

## 方三

### 药物组成

野菊花、鱼腥草各适量。

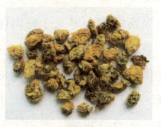
野菊花

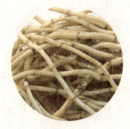
鱼腥草

### 功效主治

清热解毒，疏风消肿。适用于唇疔，鼻疔，红肿疼痛。

### 用法

上药洗净，捣烂敷患处。

## 方四

### 药物组成

鲜白菊适量。

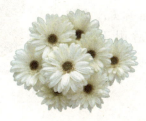
鲜白菊

### 功效主治

疏风散热，解毒。适用于唇部疔肿。

### 用法

将白菊捣烂敷患处。每日3次。

# 口腔溃疡

口腔溃疡俗称"口疮",是一种常见的发生于口腔黏膜的溃疡性损伤病症,多见于唇内侧、舌头、舌腹、颊黏膜、前庭沟、软腭等部位,这些部位的黏膜缺乏角质化层或角化较差。发作时疼痛剧烈,局部灼痛明显,严重者还会影响饮食、说话,对日常生活造成极大不便,可并发口臭、慢性咽炎、便秘、头痛、头晕、恶心、乏力、烦躁、发热、淋巴结肿大等症状。

## 方一

### 功效主治

清热解毒,去腐生肌。适用于口腔溃疡、口舌糜烂等病症。

### 药物组成

青黛60克,冰片12克,薄荷冰4克。

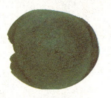
青黛

冰片

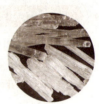
薄荷冰

### 用法

上药共研末,混合密闭保存。用时以消毒棉签蘸药末少许,涂于溃疡部位,以能覆盖溃疡面为宜,每日涂药4～5次。

### 备注

复发性口腔溃疡用药1～3天即愈,但不能防止复发。对于其他口腔溃疡,如细菌性、病毒性、鹅口疮、扁平苔藓等,均有促进愈合的作用。

### 方二

**功效主治**

清热解毒，去腐生肌。适用于口腔溃疡、口舌糜烂等病症。

**药物组成**

细辛10克，丁香2克。

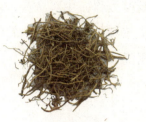
细辛

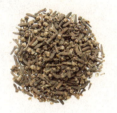
丁香

**用法**

将药研成细末，用蜜调成糊，摊在纱布上，贴于神阙穴，胶布固定，每日1次。用此方治疗顽固性口腔溃疡，连续敷贴3次，即可痊愈。

### 方三

**功效主治**

清热解毒，去腐生肌。适用于口腔溃疡、口舌糜烂等病症。

**药物组成**

细辛、吴茱萸各10克，肉桂6克，冰片1克。

细辛

吴茱萸

肉桂

冰片

**用法**

将上药混匀研细末，用前将神阙穴擦拭干净，敷药末至脐眼满，外用塑料纸包扎，胶布固定，24小时换药1次。

# 舌疮

舌疮为发于舌的溃疡，多见于舌尖、舌边，发病快，病程短，初起即疼痛明显，溃疡周围柔软，局部不高突。常为多发性，或反复发作。中医认为，本病主要因心脾郁火或外感热毒，痰火瘀毒结滞所致。治宜清心降火、解毒化郁、清泻火毒、滋阴降火。

## 方一

### 药物组成

地龙10条，吴茱萸1.5克。

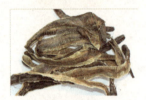
地龙

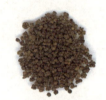
吴茱萸

### 功效主治

清热泻火，散瘀止痛。适用于舌疮，疼痛溃烂。

### 用法

共研成细末和白面少许，用米醋调成糊状，涂于患者两足涌泉穴，用纱布扎好。

## 方二

### 药物组成

黄连、细辛各等份。

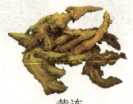
黄连

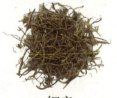
细辛

### 功效主治

清热燥湿，泻火解毒，消炎止痛。适用于舌部生疮。

### 用法

上药共为细末，搽患处。

## 方三

### 药物组成

莱菔子、白芥子、地肤子各 10 克，食醋适量。

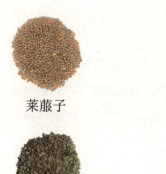

莱菔子　　白芥子

地肤子　　食醋

### 功效主治

清热解毒。适用于口舌生疮。

### 用法

上药用砂锅文火炒至微黄，共研细末，将食醋煮沸，放置冷却，再倒入药末，调成膏状，把药膏分次涂于大小为2厘米×2厘米的纱布或白布上，药膏厚2毫米，分别贴于两足涌泉穴，胶布固定，每日换药1次。

## 方四

### 药物组成

黄连、细辛、冰片各 2 克。

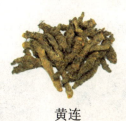 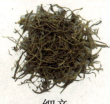 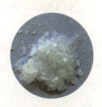

黄连　　细辛　　冰片

### 功效主治

清热解毒，泻火止痛。适用于舌疮，疼痛溃烂。

### 用法

上药共研细末，涂疮面。

# 牙宣

牙宣相当于现在的牙周病、牙龈萎缩，多因胃经积热与风寒之邪相搏，热不得宣，邪欲行而又止，致龈肉日渐腐颓，久而宣露其根。症见牙龈先肿，龈肉日渐萎缩，牙根宣露，或齿缝中常出血液和脓液。中医认为，本病与肾、脾胃、大肠等脏腑有关，在治疗上以滋阴补肾、益精固齿、健脾益气、清胃泻火为治则，并应注意病情的缓急。如果炎症突出，则先治标，先以清热解毒排脓为治则，待炎症控制，再以培肾固齿为治则。

## 方一

### 药物组成

鲜薄荷叶适量。

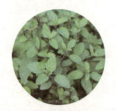

鲜薄荷叶

### 功效主治

疏散风热。适用于牙龈炎，牙齿疼痛。

### 用法

上药捣烂，贴于患侧面部，每日数次。

## 方二

### 药物组成

大黄12克，丁香10克，冰片6克。

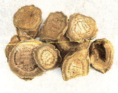  

大黄　　丁香　　冰片

### 功效主治

清热泻火，凉血解毒。适用于牙根腐烂。

### 用法

上药共研细末，热米醋调敷两足心。

## 方三

### 药物组成

五倍子、干地龙、生姜各等份。

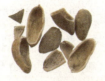
五倍子

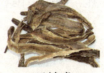
干地龙

生姜

### 功效主治

清热息风,固齿止痛。适用于牙齿松动。

### 用法

前2药研末,先以生姜搓过,后敷于患齿。

## 方四

### 药物组成

白矾、黄柏、黄连、甘草各3克,青黛6克,冰片5克,硼砂12克,乳香、没药各15克,红枣30克。

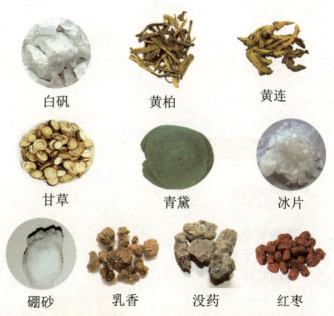

### 功效主治

消炎固齿。适用于牙周炎,可见牙龈红肿、出血、溢脓、牙齿松动。

### 用法

将上药共研成极细末,混匀,取少许放于患处,每日2次。

# 面部疔疮

面部疔疮多发于唇、鼻、眉、颧等处。初起在颜面部的某处皮肤上突起一粟米样脓头,或痒或麻,渐渐红肿热痛,肿胀范围在3～6厘米,根深坚硬,状如钉丁,重者可伴恶寒发热。中医认为,头面乃诸阳之首,火毒蕴结于此,则反应剧烈,变化迅速,如不及时治疗或处理不当,毒邪易于扩散,有引起走黄的危险。

## 方一

### 药物组成

蒲公英30克。

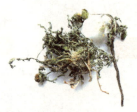

蒲公英

### 功效主治

清热解毒,消肿散结。适用于面部疔肿。

### 用法

将蒲公英研成细末,加热醋调成糊状,摊布于敷料上,贴于患处,每日换药1次。

## 方二

### 药物组成

鲜鱼腥草适量。

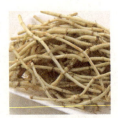

鲜鱼腥草

### 功效主治

清热解毒,消痈排脓。适用于面部疔肿,疼痛发热。

### 用法

将鲜鱼腥草洗净晾干,捣烂如泥,敷于疔疮上,每日更换。

## 方三

### 药物组成

生杏仁、鸡蛋清各适量。

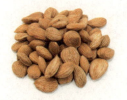
生杏仁

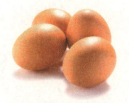
鸡蛋清

### 功效主治

清热解毒。适用于面部生疮。

### 用法

生杏仁捣烂,以鸡蛋清调如饼,夜洗面敷之,天明洗去。


## 方四

### 药物组成

白矾、雄黄、黄芩、赤芍、姜黄各等份。

白矾

雄黄

黄芩

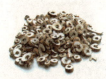
赤芍

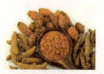
姜黄

### 功效主治

清肿止痛。适用于红肿疼痒。

### 用法

上药共研细末,以冷开水调成糊状,干稀适量,敷疮面0.2～0.3厘米厚。

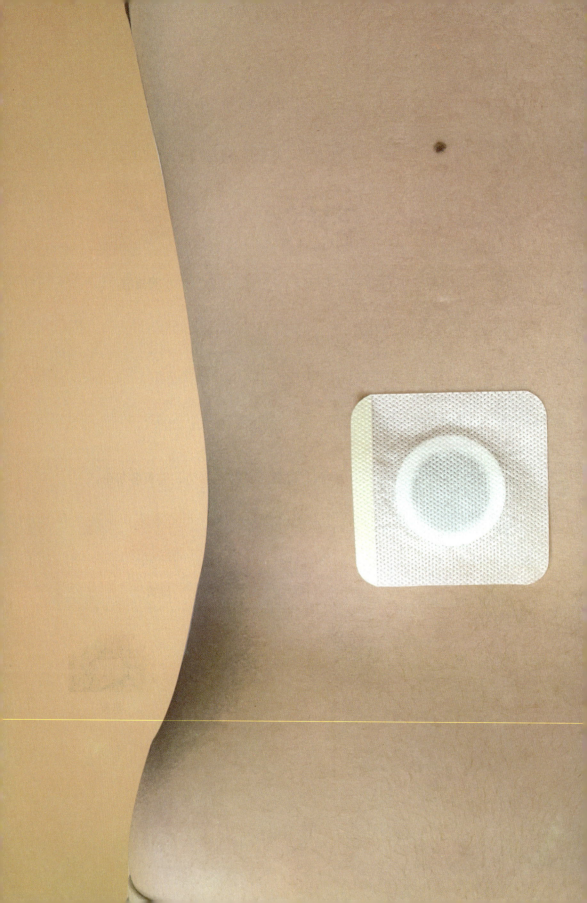

# 第五章
## 皮肤科病症敷贴良方

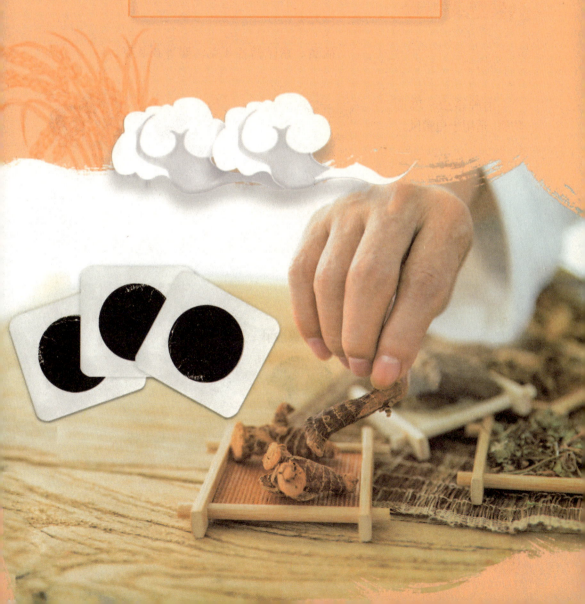

# 白癜风

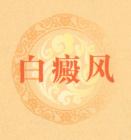

白癜风是一种后天性色素脱失的皮肤病，表现为身体暴露、易受摩擦等部位出现白斑，特别是脸部、颈部、腰腹部、手指背部等处。本病发展缓慢，一般无自觉症状，患处皮肤知觉、分泌和排泄功能正常。患者要保持心情舒畅，树立战胜疾病信心，宜高维生素饮食，忌烟酒。本病治疗时宜活血祛风。

## 方一

**功效主治**

消肿杀虫，攻毒防腐。适用于白癜风。

**药物组成**

硫黄、密陀僧各3克，麝香0.9克。

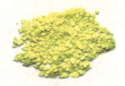

硫黄　　密陀僧　　麝香

**用法**

上诸药共研为细末，用鲜白茄子切开蘸药面涂敷之。

## 方二

**功效主治**

泻火解毒。适用于白癜风。

**药物组成**

鲜白头翁叶、凡士林各适量。

鲜白头翁叶

凡士林

**用法**

鲜白头翁叶捣烂取汁。将鲜白头翁汁用水稀释，涂于患处，周围涂上凡士林，以保护皮肤。

## 方三

### 功效主治

燥湿止痒，杀虫解毒。适用于白癜风。

### 药物组成

煅白矾、硫黄各30克，密陀僧60克，轻粉5克。

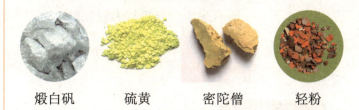

煅白矾　　硫黄　　密陀僧　　轻粉

### 用法

上药共研末，调入地塞米松霜即成，外敷患处，每日3～5次。

### 备注

本方有毒，不能沾唇入眼。药后局部可现潮红或粟粒样丘疹，20天后肤色转黑为正常。

## 方四

### 功效主治

清热解毒。适用于白癜风。

### 药物组成

马齿苋20克，红糖10克，醋70毫升。

马齿苋　　　　红糖　　　　醋

### 用法

上药混合后煮沸，过滤，置有色瓶内备用。或将马齿苋洗净，切碎，捣烂，用纱布包好，拧出汁液，瓶装备用（每100毫升加硼酸2克，使pH保持在3.1，可久贮使用）。以棉签蘸药液涂患部，每日1～2次（最好在晚上睡前涂1次）。配合患部日光浴，从每天10分钟开始，逐日增加，至每天1～2小时。

# 疖

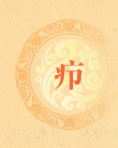

疖是一种生于皮肤浅表的急性化脓性疾患，随处可生，小儿、青年多见。疖一般无全身症状，但严重者可伴有发热、恶寒等全身症状。如果疖发生在血液比较丰富的部位，而且患者全身抵抗力较低时，可有不适、畏寒、发热、头痛和厌食等症状。

## 方一

### 功效主治

清热解毒。适用于疖疮。

### 药物组成

鲜蒲公英50克，鸡蛋1枚。

鲜蒲公英

鸡蛋

### 用法

鲜蒲公英捣烂，拌入鸡蛋清，均摊在布上，面积大于疖疮周围1厘米范围。敷于患处，每日2次。

## 方二

### 功效主治

解毒润燥。适用于疖肿。

### 药物组成

蜂蜜、生葱各适量。

蜂蜜

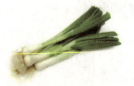

生葱

### 用法

共捣烂如泥，外敷患处。每日换药1～2次。

## 方三

### 功效主治

解毒敛疮。适用于软疖。

### 药物组成

五倍子7个，芝麻油200毫升。

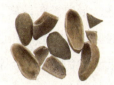
五倍子

芝麻油

### 用法

五倍子研末，拌入芝麻油，熬至一半，布绞去渣。敷涂患处3～4遍，勿以水洗。

## 方四

### 功效主治

清热解毒，消肿。适用于疖肿。

### 药物组成

五倍子末3克，冰片1.5克，鸡蛋黄2枚。

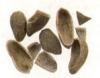
五倍子

冰片

鸡蛋

### 用法

将鸡蛋煮取蛋黄，捣碎放在铁勺内，先用温火炒蛋黄至焦，然后用武火炒出油，去渣取油，再把五倍子末、冰片研匀，调入蛋黄油内，成粥状备用。局部洗净，把配好的蛋黄油摊于纱布上，外敷患处。每日2次，3日为1个疗程。

# 冻疮

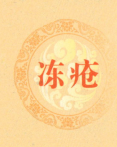

冻疮是人体受寒邪侵袭，气血瘀滞所致的局部性或全身性损伤。全身性冻伤以体温下降，四肢僵硬，甚则亡阳气绝为主症；局部性冻疮以局部麻木、痒痛、肿胀，甚则水疱溃烂为主症。寒凝血瘀证，治宜温阳散寒、调和营卫；寒盛阳衰证，治宜回阳救逆、温通血脉；瘀滞化热证，治宜清热解毒、理气活血。局部性冻疮宜配合外治疗法，全身性冻疮宜采取全身救治。

## 方一

**药物组成**

大蒜适量。

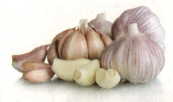

大蒜

**功效主治**

消肿杀虫。可用于预防冻疮。

**用法**

暑伏时，把大蒜去皮，再将大蒜捣成泥状。敷在上年生过冻疮之处，过1日1夜，洗去，3～4日后再敷1次。

## 方二

**药物组成**

白及10克，凡士林100克。

白及

凡士林

**功效主治**

收敛止血，消肿生肌。适用于手足冻疮。

**用法**

将白及研成细末，与凡士林调成软膏。将药膏涂于患处，每日3次。

## 方三

### 药物组成

白及粉1份，蜂蜜3份，猪油6份。

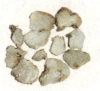
白及

蜂蜜

猪油

### 功效主治

止痛消肿，敛疮生肌。适用于冻疮溃烂。

### 用法

将猪油炼好凝固后，兑入蜂蜜、白及粉，调匀即成。先用棉签蘸淡盐水清洗冻疮溃烂面，再涂适量药膏，以敷料包扎即可。

## 方四

### 药物组成

当归、黄柏各30克，麻油20毫升，蜂蜡适量。

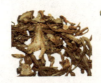
当归

黄柏

麻油

蜂蜡

### 功效主治

解毒生肌。适用于冻疮。

### 用法

将当归、黄柏研为细末，和麻油混匀，加热10分钟，再加入蜂蜡，待蜡熔化后离火，冷却即成药膏。取适量药膏搽涂患处，每日1～2次。

# 臁疮

臁疮是指发生在小腿下部的慢性溃疡，又称裤口毒、裙边疮、老烂腿，多发于小腿中下1/3交界处前内外侧，溃疡发生前患部长期皮肤瘀斑、粗糙，溃烂后疮口经久不愈或虽已经收口，每易因局部损伤而复发。正确的外治疗法是本病的重要治疗手段，如浸洗法、敷药法、缚扎法等。

## 方一

### 药物组成

绿豆60克，大黄30克，甘草15克，蜂蜜适量。

绿豆　　大黄　　甘草　　蜂蜜

### 功效主治

清热消毒，收湿敛疮。适用于臁疮。

### 用法

上药共研细末，用蜂蜜调敷患处，外用纱布包扎。

## 方二

### 药物组成

地龙30～50克。

地龙

### 功效主治

清热息风。适用于臁疮。

### 用法

将地龙用凉水洗净，放入杯内，然后撒白糖，放在冷暗处，经12～15小时后，地龙体内水分即全部渗出与糖溶化，遂成一种淡黄色黏性溶液，然后去地龙，将溶液过滤消毒，煮沸。即成地龙水，注意放在冷暗处。疮面常规消毒后，蘸药水涂敷患处，并用纱布绷带固定，每日换药2次。

## 方三

### 功效主治

燥湿解毒，生肌敛疮。适用于臁疮久不收口。

### 药物组成

熟石膏、五倍子各12克，黄柏3克。

熟石膏　　　五倍子　　　黄柏

### 用法

上药共研细末，香油调和，外敷患处。

## 方四

### 药物组成

炉甘石250克，铅粉150克，血竭30克，龙骨10克，轻粉、冰片各15克。

### 功效主治

消炎敛疮。适用于臁疮久不收口。

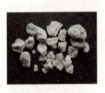  

炉甘石　　　铅粉　　　血竭

龙骨　　　轻粉　　　冰片

### 用法

上药研极细末，白蜡90克切成小块，香油1000毫升倒入锅内煮沸，用新柳枝不时搅拌，同时陆续放入白蜡，待滴水成珠不散时，放入炉甘石、龙骨、血竭、铅粉，极力搅拌均匀，放置冷处，再下轻粉、冰片，搅匀，投入冷水中去火毒。4～8天更换1次。

# 压疮

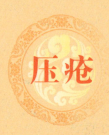

压疮是因床、轮椅、石膏模型、夹板或其他硬物压迫骨骼突出部位上面的皮肤，导致长期缺血和刺激引起的皮肤损害。加快压疮愈合，能提高患者生存质量，增强护理效果。

## 方一

### 功效主治

润燥杀虫。适用于绿脓杆菌感染的大型压疮。

### 药物组成

白糖适量。

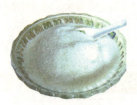

白糖

### 用法

清创后撒上厚厚一层灭菌白糖，胶布直接敷贴封闭，也可以油纱布取代胶布，5～7天换药1次。

## 方二

### 功效主治

收湿敛疮。适用于浅度溃烂期压疮。

### 药物组成

海螵蛸数块。

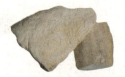

海螵蛸

### 用法

用小刀刮去表层污物，然后刮成粉末（硬壳层不要），用单层纱布过筛，除去粗粒，装入洁净瓶内高压消毒备用。创面常规消毒后，用棉签取药粉撒在创面上，以全部撒满为度，覆盖消毒纱布，胶布固定。以后视分泌物情况，每隔2～3天换药1次。

## 方三

### 药物组成

黄连、黄芩、黄柏各 100 克，冰片 5 克。

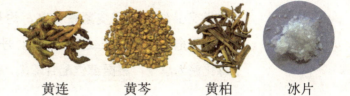

黄连　　黄芩　　黄柏　　冰片

### 功效主治

Ⅲ、Ⅳ期创面久不愈合的压疮。

### 用法

将三黄打碎研末过 20 目筛，加冰片调匀后再过 20 目筛，装入瓶中密闭保存备用。应用时，如创面渗出物较多者，可干撒三黄冰片粉覆盖疮面，外加纱布固定，每日更换 1 次。如疮面无渗出物，可将三黄冰片香油适量调涂，每日 1 次。

## 方四

### 药物组成

卷柏、白矾各 1 份，地榆 2 份。

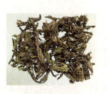 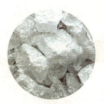 

卷柏　　　　白矾　　　　地榆

### 功效主治

压疮。

### 用法

上药共研为细末。疮面用生理盐水及 0.1% 新洁尔消毒，均匀地涂撒本药粉，用无菌纱布覆盖固定。每 24 小时换药 1 次，定时翻身，按摩局部，第 2 小时烤灯照射 1 次疮面。

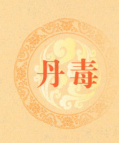

# 丹毒

丹毒为皮肤网状淋巴管感染性疾病，因其色如涂丹，故称丹毒。其特点是病起突然，局部皮肤忽起红斑，迅速蔓延成鲜红一片，稍高出皮肤表面，边界清楚，压之红色减退，放手又显红色；表皮紧张光亮，灼热肿痛，有的可出现瘀斑、水疱，间有化脓或皮肤坏死。丹毒治疗以凉血清热、解毒化瘀为总则，根据部位配合疏风、清肝、利湿等。

## 方一

**药物组成**

荞麦面、米醋各适量。

荞麦面

米醋

**功效主治**

解毒敛疮。适用于丹毒。

**用法**

荞麦面炒黄，调入米醋。涂搽患处，早、晚更换。

## 方二

**药物组成**

黄连、黄柏各等份。

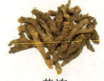
黄连

黄柏

**功效主治**

清热燥湿。适用于赤游丹毒。

**用法**

以上药物共研细末，搅拌均匀，香油调和，涂患处。

## 方三

### 功效主治

解毒清热。适用于丹毒。

### 药物组成

煅石膏30克，铅丹1.5克，冰片0.3克。

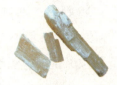
煅石膏

铅丹

冰片

### 用法

共研细末，调麻油，外敷患处，每日1～2次。

## 方四

### 功效主治

清热泻火，解毒消肿。适用于丹毒。

### 药物组成

鲜鸭跖草50克，醋适量。

鲜鸭跖草

醋

### 用法

将鲜鸭跖草片置于醋中，浸泡1小时。用浸泡好的叶片外敷于患处，要将病灶全部敷罩，干后再次更换。每日换4～6次，治愈为止。

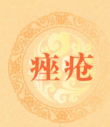

# 痤疮

痤疮,俗称青春痘、粉刺、暗疮,是青春期常见的皮肤病,是一种发生于毛囊皮脂腺的慢性皮肤病。中医学称之为"粉刺""面粉渣""酒刺""风刺"等,并认为素体阳热偏盛是痤疮发病的根本原因;饮食不节,外邪侵袭是致病的条件,血瘀痰结使病情复杂深重。中医治疗痤疮,应辨证施治。

## 方一

**药物组成**

黄芩、黄柏、苦参各15克,黄连5克。

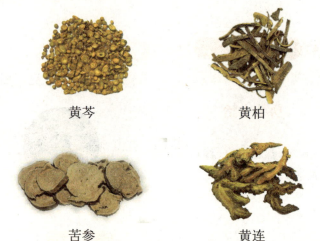

**功效主治**

清热燥湿,杀虫敛疮。适用于痤疮。

**用法**

上药加水煎成150毫升的药汤,过滤,待药汤温度降至40℃左右,倒进装有300克特级熟石膏粉的器皿内,搅烂成糊状。让患者平卧,用纱巾扎好头发后用洗面奶清洁皮肤,个别有脓疱者,常规消毒后,用痤疮挤压器挤压有感染处,用脱脂棉将眉眼、口遮盖,然后用药糊均匀地覆盖在整个面部,仅留鼻孔,5分钟后患者自觉微热,持续20分钟后转冷,即可揭去,用温水洗净面部,每周2次,5次为1个疗程。

## 方二

### 药物组成

硫黄、大黄各等份。

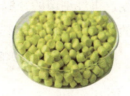

硫黄

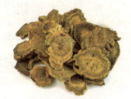

大黄

### 功效主治

清热解毒，杀虫疗疮。适用于痤疮。

### 用法

上 2 味药共研细末，冷开水调敷患处。

## 方三

### 药物组成

白石脂、白蔹、苦杏仁各 30 克。

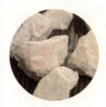

白石脂

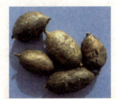

白蔹

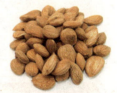

苦杏仁

### 功效主治

清热，收湿，生肌。适用于痤疮、酒渣鼻。

### 用法

上药共为细末，用鸡蛋清调敷外用。

### 备注

勿入目。

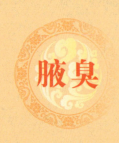

# 腋臭

腋臭俗称狐臭，主要症状是腋窝等褶皱部位散发难闻气味，似狐狸肛门排出的气味，故名。腋窝处有大汗腺分布，排出的汗液中往往含有较多的脂肪酸，呈淡黄色，当其浓度达到一定程度，再经细菌的分解，进而产生不饱和脂肪酸，遂发出难闻的气味。腋臭虽然不算什么疾病，但会影响患者的社会生活，甚至导致患者心理障碍。

## 方一

### 药物组成

密陀僧、樟脑各100克，轻粉2克。

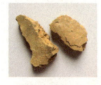

密陀僧　　樟脑

轻粉

### 功效主治

化腐杀菌，止痛化瘀。适用于狐臭。

### 用法

上药共为细末，每日涂患处1～2次。

## 方二

### 药物组成

鸡舌香、藿香、青木香、胡粉各60克。

鸡舌香

藿香

青木香

胡粉

### 功效主治

芳香辟秽。适用于狐臭。

### 用法

上药做粉备用。棉裹纳腋下，常敷即瘥。

## 方三

### 药物组成

巴豆、胆矾各3克,大田螺1个,麝香少许。

巴豆

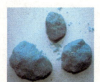

胆矾

大田螺

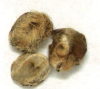

麝香

### 功效主治

清热利湿,除臭收敛。适用于狐臭。

### 用法

巴豆去壳,将田螺水养3日,去泥土,揭起螺厣,入胆矾、巴豆、麝香于内,以线拴住,置瓷器内,次日化成水。每于五更时将药水抹于腋下,不住手抹,直至腹中觉响,大便欲行乃住手,以解大便,其便色黑极臭是其验症。症未尽更以药水抹之,又排大便。后用下列药末擦之,可永拔病根:煅白矾30克,蛤粉15克,樟脑3克。研细末,每用少许擦之。

## 方四

### 药物组成

人指甲5克,血余30克。

人指甲

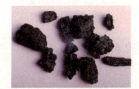

血余

### 功效主治

化腐除臭,止痛化瘀。适用于狐臭。

### 用法

将上述两药烧炭,研成细末,用香油调后涂患处,每日1～2次。

# 甲沟炎

甲沟炎俗称"蛇眼疔"或"沿爪疔",是指(趾)甲周围软组织的化脓性感染。在手指,多因刺伤,撕剥肉刺或修剪指甲时损伤所引起;在足趾,多因嵌甲和鞋子过紧压迫所致。初起时,指(趾)甲一侧有轻度疼痛和红肿。若不及时治疗,就会化脓,并向指(趾)甲的另一侧或指甲下蔓延。在足趾嵌甲的一侧有慢性肉芽组织生长,伤口长期不愈。

## 方一

**药物组成**

七叶一枝花适量。

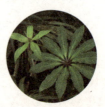

七叶一枝花

**功效主治**

清热解毒生肌。适用于热毒内盛所致甲沟炎。

**用法**

洗净,去皮切片,晒干,研粉,过80～100目筛,装瓶备用。取出适量与白酒调成糊状直接涂于患处,一般包扎即可。

## 方二

**药物组成**

川椒适量。

川椒

**功效主治**

散寒除湿。适用于湿热内盛所致甲沟炎。

**用法**

川椒水煮去渣,留汁备用。用川椒水浸泡患处15分钟,然后等水自然干后涂一层猪、羊脑髓。

## 方三

### 功效主治

清热燥湿止痒，解毒杀虫。适用于热毒内盛所致甲沟炎或足部湿烂。

### 药物组成

滑石40克，煅石膏18克，煅白矾少许。

滑石

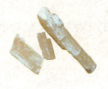
煅石膏

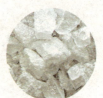
煅白矾

### 用法

将上3味药物研成细末，撒在患处。

## 方四

### 功效主治

清热解毒，化腐生肌。适用于热毒内盛所致甲沟炎。

### 药物组成

猪胆汁10毫升，雄黄3克，冰片2克，蜈蚣1条。

猪胆汁

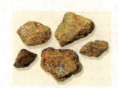
雄黄

冰片

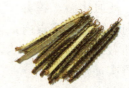
蜈蚣

### 用法

将后3味药研细，与猪胆汁混匀后外敷患指（趾）。每日换药1次。

# 鸡眼

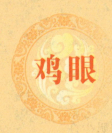

鸡眼俗称"肉刺",脚底部淡黄或深黄色针头至蚕豆大小的倒圆锥状角质栓嵌入,行走时局部疼痛。长久站立和行走的人较易发生,摩擦和压迫是主要诱因。

## 方一

**功效主治**

解毒生肌。适用于瘀血阻滞,热毒内盛所致鸡眼。

**药物组成**

鸦胆子适量。

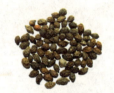

鸦胆子

**用法**

去皮取仁,捣研如泥,先将患处洗净,涂鸦胆子泥,贴胶布固定,隔日1次,直到鸡眼脱落。

## 方二

**功效主治**

活血化瘀,解毒生肌。适用于瘀毒内滞所致鸡眼。该方治疗鸡眼简便易行,疗效显著。

**药物组成**

红花5克,地骨皮10克。

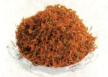

红花

地骨皮

**用法**

上药研细末,加香油少许和面粉调成糊,密封备用。外敷时先把患部老皮割掉,然后把药摊于患部,贴胶布固定,2日换药1次。

## 方三

### 药物组成

乌梅30克，食盐9克，食醋15毫升，温开水50毫升。

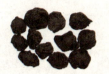

乌梅

食盐

食醋

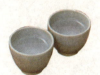

温开水

### 功效主治

软坚解毒，活血生肌。适用于热毒内盛所致鸡眼。

### 用法

先将食盐溶于开水中，放入乌梅浸泡24小时，然后将乌梅核去掉，取乌梅肉加食醋捣成泥，即可外用。涂药前，患处用温开水浸泡，用刀割去表面角质层，每日换药1次。

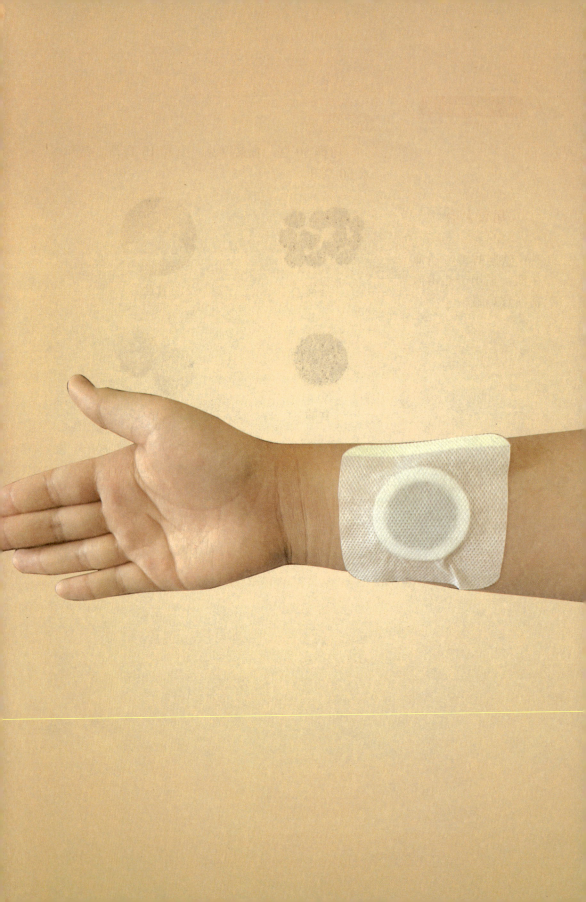

# 第六章
## 妇科病症敷贴良方

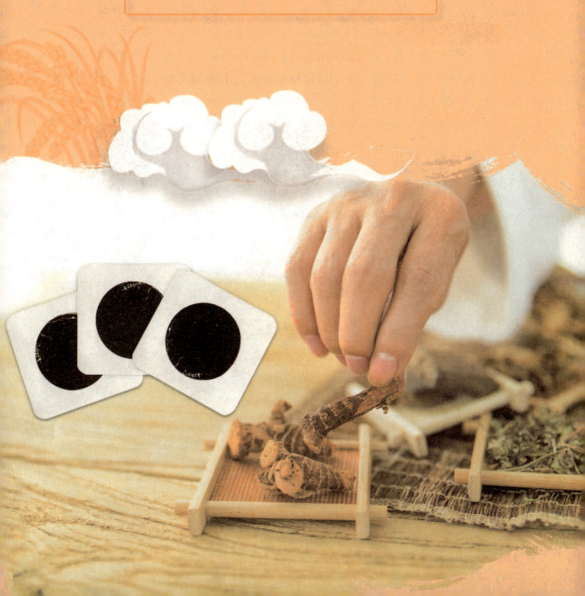

# 闭经

闭经是一种常见的妇科病。中医认为，闭经分为虚实两类。虚证多与先天精气不足有关，加上后天有失补养所致。实证指气滞血瘀，经脉不畅，多为外邪或饮食失节所致。

## 方

### 药物组成

益母草120克，月季花60克。

### 功效主治

化瘀通络。适用于瘀血型闭经。

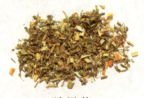
益母草

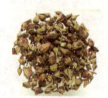
月季花

### 用法

将上2味药放在砂锅中，加入清水2500毫升煎浓汁，捞去药渣，仍放在文火上炖之，保持药汁湿热备用。患者仰卧位，将2条厚毛巾泡在药汁中，轮流取出拧去药汁，热敷神阙穴及少腹部，以少腹部有温热舒适感为佳。通常敷药后4～6个小时，月经即通。如1次未能通，可再敷1次。敷药过程中应注意腹部保暖，以免受凉伤风。

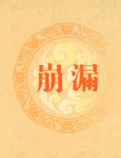

# 崩漏

妇女不在行经期，阴道突然大量出血，或淋漓下血不断者，称为"崩漏"，前者称为"崩中"，后者称为"漏下"。若经期延长达2周以上者，应属崩漏范畴，称为"经崩"或"经漏"。中医认为本病多由肾虚、脾虚、血热、血瘀，损伤冲任，不能制约经血而使其非时妄行。治疗既要重视止血之先，又要调养血止之后，切不可血止则盲目乐观，放弃治疗与调养。

## 方

### 药物组成

蓖麻子30克，蓖麻叶2张。

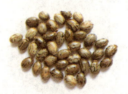

蓖麻子

蓖麻叶

### 功效主治

化瘀通络。适用于瘀血型闭经。

### 用法

将上2味药放在砂锅中，加清水2500毫升煎浓汁，捞去药渣，仍放在文火上炖之，保持药汁温热备用。患者仰卧床上，将2条厚毛巾泡在药汁内轮流取起，拧去药汁，热敷神阙穴及少腹部，以少腹部有温热舒适感为佳。敷药过程中应注意腹部保暖，以免受凉伤风。

# 带下病

妇女阴道分泌物增多,且连绵不断,色黄或色红,或带血,或黏稠如脓,或清稀如水,气味腥臭,就是带下病。带下病患者常伴有心烦、口干、头晕、腰酸痛、阴部瘙痒、小便少且颜色黄、全身乏力以及小腹下坠或肿痛感等症状。中医认为,带下病主要是湿邪侵袭胞宫、阴器,累及任脉和带脉,使任脉失固,带脉失约所致病。敷贴带下病的原则是健脾、升阳、除湿,佐以舒肝、固肾。

## 方一

**药物组成**

丁香、广木香各3克,吴茱萸、肉桂各5克。

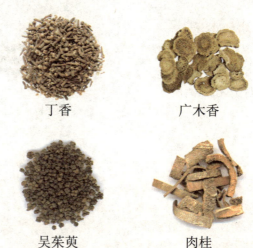

丁香　　　广木香

吴茱萸　　肉桂

**功效主治**

健脾温胃,利湿止带。适用于带多清稀。

**用法**

上药研末敷神阙穴,每2日换1次。

## 方二

### 药物组成

芡实、桑螵蛸各30克，白芷20克。

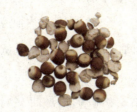
芡实

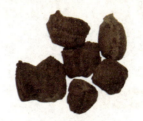
桑螵蛸

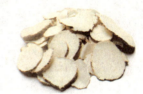
白芷

### 功效主治

适用于肾虚型带下病。症见带下量多，色白质清稀如水，有冷感，久下不止，腰膝酸软，小腹不温，或畏寒，大便溏，尿频清长或夜尿增多，苔白，脉沉迟。

### 用法

上药共为细末，用米醋调成糊，取适量敷于神阙穴，胶布固定，每日更换1次，连用5～7日为1个疗程。

# 慢性盆腔炎

慢性盆腔炎是妇科常见病，主要表现为下腹部不适，有坠胀和疼痛感觉，下腰部酸痛，月经和白带量增多，可伴有疲乏、全身不适、失眠等症，在劳累、性交后，排便时及月经前后症状加重。中医认为盆腔炎系风、寒、湿之邪侵袭，或饮食、七情之变，致脾肾功能失调，气机阻滞，瘀血、痰饮、湿浊之邪积聚胞宫而发病。敷贴有助于理气活血、散寒除湿，或清热利湿，可治疗各种类型的盆腔炎。

## 方一

### 药物组成

花椒、八角茴香、降香各12克，乳香9克。

### 功效主治

活血，理气，散瘀。慢性盆腔炎有包块者。

花椒

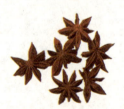
八角茴香

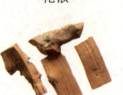
降香

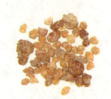
乳香

### 用法

上药共研细末，以面粉3匙，好高粱酒少许，调敷患处，再以热水袋温熨包块部位。每日2次，效果极佳。

## 方二

### 药物组成

金银花、连翘、夏枯草、败酱草各30克,丹参、赤芍、黄芪、三棱、莪术各15克。

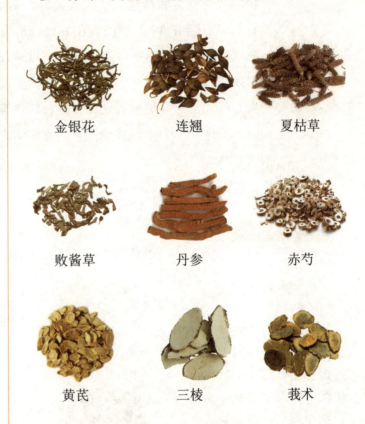

### 功效主治

清热解毒,活血化瘀。适用于慢性盆腔炎,症见下腹疼痛坠胀,腰骶酸痛,带下量多,性交痛或痛经等。

### 用法

浓煎取汁100～120毫升,晚上临睡前灌肠1次。灌肠前嘱患者排空大便,左侧卧位,药温以35～37℃为宜,药液灌入速度在10～20毫升/分钟。灌肠后左右侧交替卧位,保留时间越长效果越好,14日为1个疗程。

# 妊娠呕吐

有半数以上妇女在怀孕早期会出现早孕反应，包括头晕、疲乏、嗜睡、食欲不振、偏食、厌恶油腻、恶心、呕吐等。症状的严重程度和持续时间因人而异，多数在孕6周前后出现，8～10周达到高峰，孕12周左右自行消失。少数孕妇早孕反应严重，频繁恶心呕吐，不能进食，以致发生体液失衡及新陈代谢障碍，甚至危及孕妇生命。本病的主要机理是冲气上逆，胃失和降。常见分型有胃虚、肝热、痰滞等。敷贴治疗以调气和中、降逆止呕为主，并应注意饮食和情志的调节，用药宜忌升散之品。

## 方一

### 药物组成

半夏15克，砂仁、豆蔻各3克，生姜适量。

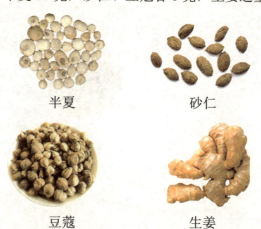

半夏　　砂仁

豆蔻　　生姜

### 功效主治

健脾和胃，降逆止呕。适用于痰湿型妊娠恶阻，症见呕吐痰涎，胸闷不思食，口淡不欲饮，四肢疲乏，舌胖苔白或白腻，脉滑。

### 用法

将生姜榨成生姜汁1小杯备用。将前3味药碾成细末，以姜汁调和药末如稠糊备用。先用生姜片擦患者神阙穴发热，再取药糊涂敷于神阙穴上，外以纱布覆盖，胶布固定，干后再涂，频换频涂，疗效颇佳。

## 方二

### 功效主治

健脾和胃，降逆止呕。适用于脾胃虚寒型妊娠恶阻，症见妊娠2～3个月，呕恶厌食，或食后即吐，神疲思睡，四肢倦怠，畏寒怕冷，舌淡，苔薄白，脉缓滑无力。

### 药物组成

丁香、白术、党参各15克，半夏20克，生姜30克。

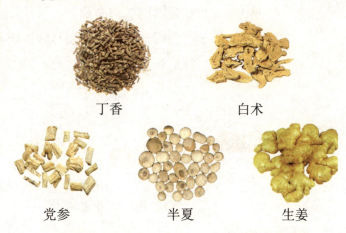

丁香　白术　党参　半夏　生姜

### 用法

将前4味共为细末，生姜煎浓汁调为糊，取适量涂于神阙穴上，胶布固定，连敷1～3日。

## 方三

### 功效主治

温胃降逆止呕。主治妊娠呕吐。

### 药物组成

鲜生姜汁1小杯，刀豆壳10克，米醋适量。

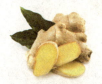  

鲜生姜　刀豆壳　米醋

### 用法

将刀豆壳烧灰研为细末，将姜汁加入刀豆壳灰中调和，掺米醋制成膏备用。取药膏如红枣大1块，贴于患者神阙穴上，盖以纱布，胶布固定，每日1～3次。如配合生姜5克，红糖5克煎汤内服，其效更佳。

# 妊娠水肿

妊娠后，肢体面目等部位发生浮肿，称"妊娠水肿"，亦称"妊娠肿胀"。主要是孕妇内分泌发生改变，致使体内组织中水分及盐类潴留（钠潴留），另外，妊娠子宫压迫盆腔及下肢的静脉，阻碍血液回流，使静脉压增高，故水肿经常发生在肢远端，以足部及小腿为主。

## 方一

### 药物组成

白术、茯苓各30克，砂仁、陈皮各15克，葱白3根，鲜生姜5片。

### 功效主治

健脾利水。适用于脾虚不运所致妊娠水肿。症见肤色淡黄或苍白，皮薄而光亮，按之凹陷，精神疲乏，气短懒言，脘腹膨胀，食少便溏，小便短少，舌胖，苔白腻，脉缓滑无力。

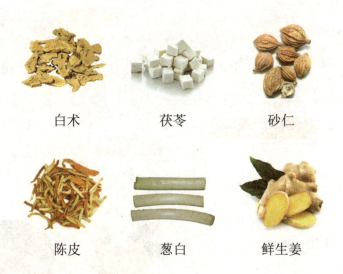

白术　　茯苓　　砂仁

陈皮　　葱白　　鲜生姜

### 用法

将前4味共研为细末，每次取药末5克，同鲜生姜、葱白共捣成膏备用。用时膏药加凉开水适量调糊，将药糊敷在孕妇神阙穴上，外以纱布覆盖，胶布固定，每日换药2～3次，直至病愈为止。

## 方二

### 功效主治

补肾，利水。适用于肾气虚型妊娠水肿，症见头目浮肿，或下肢浮肿，小便短少，气短心悸，腰膝酸软。

### 药物组成

大田螺4个（去壳），大蒜瓣5个（去皮），车前子10克。

大田螺

大蒜瓣

车前子

### 用法

将车前子另研碎为极细粉末，加入田螺、大蒜共捣融如泥，捏成古铜钱大圆形药饼备用。取药饼1个烘热，敷贴于孕妇神阙穴上，以纱布盖之，胶布贴紧。每天换药1次，通常敷1～2次后，小便增多，浮肿逐渐消失。

## 方三

### 功效主治

温肾利湿。适用于肾阳虚所致妊娠水肿，症见头面或下肢水肿，小便短少，面色晦暗，头晕耳鸣，心悸气短，腰膝软弱，肢冷畏寒，苔白润，舌淡或边尖有齿痕，脉沉细无力或沉迟而弱。

### 药物组成

地龙、猪苓、白术各10克，姜汁、食醋各适量。

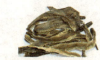
地龙

猪苓

白术

姜汁

食醋

### 用法

取上药前3味碾为细末，加姜汁、食醋调和成膏备用。用时取药膏敷于妇孕神阙穴上，外以纱布覆盖，胶布贴牢固定之，每日换药1次，敷药后静卧片刻，小便次数增多，水肿即渐消。

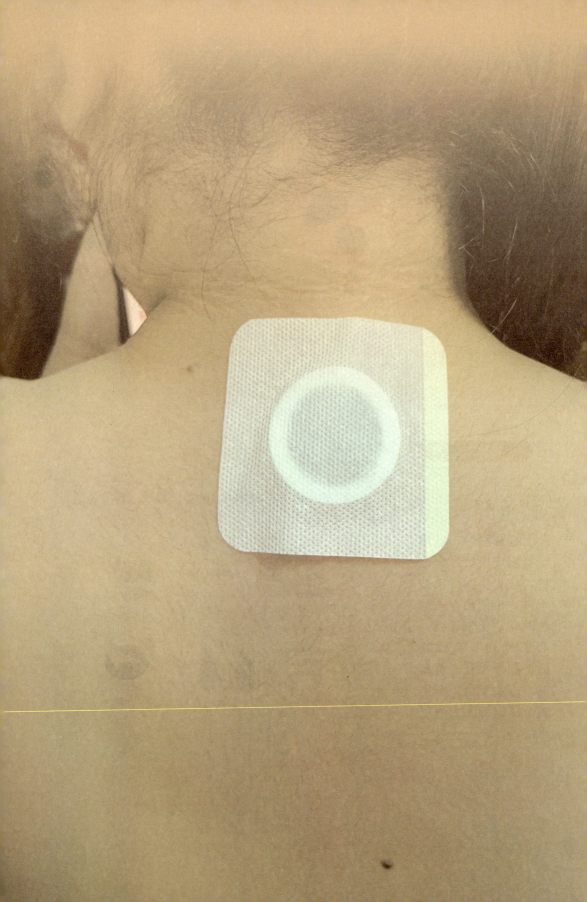

# 第七章

## 儿科病症敷贴良方

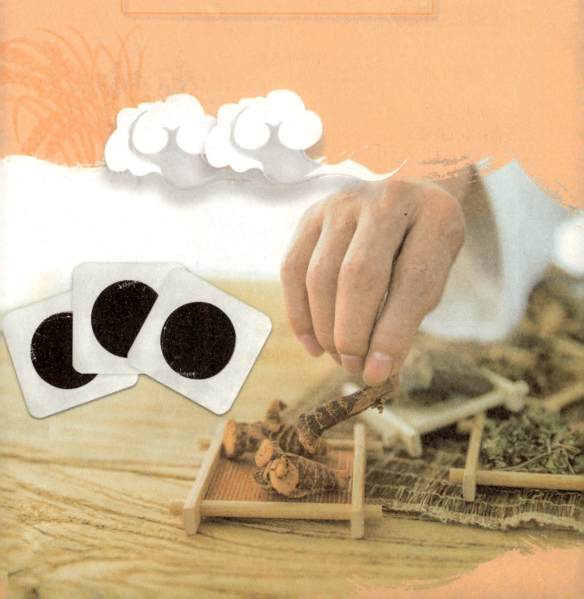

# 小儿夜啼

啼哭是婴儿表达要求和痛苦的一种方式。婴儿入夜哭啼不安，或每夜定时啼哭，甚则通宵达旦，但白天却安静如常，名"夜啼"。患儿全身一般情况良好，无发热、呕吐、泄泻、疮疖、外伤，也无伤乳、停食、饥饿、尿布浸湿、受冷受热、皮肤瘙痒等不良因素，可分脾虚、心热、惊恐等辨证论治。

## 方一

**药物组成**

陈茶叶适量。

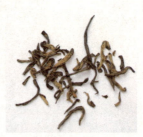

陈茶叶

**功效主治**

清火强心。可用于治疗小儿夜啼。

**用法**

茶叶越陈越好。把茶叶放口内嚼烂，捏成小饼，敷在小儿脐上，外用棉花盖上扎好。

## 方二

**药物组成**

五倍子3克。

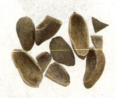

五倍子

**功效主治**

降火敛肺。可用于治疗小儿夜啼。

**用法**

五倍子炒黄研为末，用唾液调匀。敷小儿神阙穴（肚脐）上。3小时即可取下。

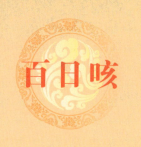

# 百日咳

百日咳是指百日咳杆菌所致的呼吸道传染病。此病多见于小儿，特点是咳嗽逐渐加重，阵发性痉挛性咳嗽时可听到鸟鸣样吼声，重症和体弱的小儿易发生肺炎及脑部并发症。本病的护理很重要，居室湿度适当，空气流通，减少亲友探视，避免过度活动和情绪低落。敷贴对百日咳具有很好的治疗效果。

## 方一

### 功效主治

敛肺止咳。适用于小儿百日咳及成人久咳不愈。

### 药物组成

罂粟壳2克，五味子3克。

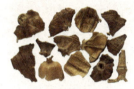

罂粟壳

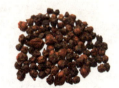

五味子

### 用法

上药研末填于神阙穴上，外用胶带固定。

## 方二

### 功效主治

疏风止咳。适用于风寒型百日咳，症见咳嗽，流涕，鼻塞，头身痛楚，恶寒无汗，舌苔薄白，脉浮紧，指纹浮红。

### 药物组成

葱白、防风、艾叶各6克。

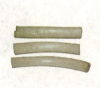

葱白

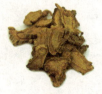

防风

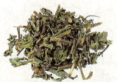

艾叶

### 用法

共捣烂敷神阙穴上，外用胶带固定，每日1～2次。

## 方三

### 功效主治

清热止咳。适用于风热上攻所致百日咳,症见咳嗽、吐痰黏稠,口渴咽痛,舌苔薄黄,脉浮数,指纹浮而青紫。

### 药物组成

白毛夏枯草、鲜青蒿各30克。

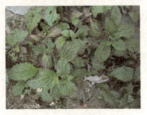
白毛夏枯草

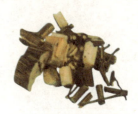
鲜青蒿

### 用法

鲜白毛夏枯草、鲜青蒿共捣如泥,敷神阙穴上,外敷纱布,胶带固定。如为干者,粉碎后用醋调和,敷神阙穴上,外敷纱布,胶带固定。

## 方四

### 功效主治

化食消积,清热泻火。适用于伤食所致百日咳,症见咳嗽,吐乳食痰涎,胸腹胀满,不思乳食,吞酸,大便酸臭或秘结,睡卧不安,舌苔白厚,脉滑,指纹沉滞。

### 药物组成

大黄、芒硝各6克,莱菔子、鸡内金、厚朴各9克。

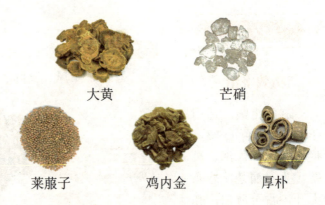

大黄　芒硝　莱菔子　鸡内金　厚朴

### 用法

上药共为细末,用温开水调成糊备用。用时取药糊适量,敷贴于患儿神阙穴上,外以纱布覆盖,胶布固定。每晚贴药1次,病愈为止。

# 麻疹

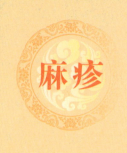

麻疹是由外感麻毒时邪引起的一种急性出疹性时行疾病。以发热，咳嗽，流涕，眼泪汪汪，全身布发红色斑丘疹及早期口腔两颊黏膜出现麻疹黏膜斑为特征。因其疹点如麻粒大，故名麻疹，我国南方地区称为痧、痧疹。敷贴能驱邪透达于外，从而治疗该病。

## 方

### 功效主治

解表透疹。儿童发疹较慢，麻疹出得不透，或刚发出又不见。

### 药物组成

香菜250克，黄酒100克。

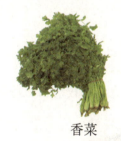

香菜

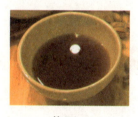

黄酒

### 用法

将鲜香菜冲洗干净，放在干净的石臼里，连根带叶捣烂，用纱布包好拧出汁，放在干净杯中，兑入热黄酒。用新毛巾或消毒纱布蘸香菜汁轻擦小孩鼻棱两旁、两颊太阳穴、第七颈椎、两肘弯、两腿弯、两手心、两脚心和尾椎骨两旁。每处搓擦20～40下，擦时，力量要均匀，轻重要合适。

### 备注

擦后，如果小儿热退，身上见汗，或者疹子已陆续出来，热退神爽，就是对症。如果连续擦过2次后，疹子仍不见，应该马上送医院诊治，防止并发肺炎等病。

# 流行性腮腺炎

流行性腮腺炎是由腮腺炎病毒（风温邪毒）引起的急性呼吸道传染病。多发于春季，以5～9岁儿童为最多。一般预后良好，但严重者可并发脑膜炎，年长儿童偶见睾丸炎。临床表现为腮腺部一侧或双侧漫肿胀痛，甚则坚硬拒按，咀嚼困难，轻微发热恶寒或高热烦躁，头痛渴饮，咽红肿痛。治以疏风清热、解毒散结。

## 方一

**药物组成**

鸡蛋1枚，白矾适量。

**功效主治**

清热解毒消肿。适用于流行性腮腺炎。

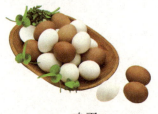

鸡蛋

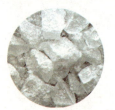

白矾

**用法**

将白矾研极细末，鸡蛋去黄取清，将蛋清与白矾末调匀，敷于患处。

## 方二

### 药物组成

生大黄 30 克，葱白 50 克。

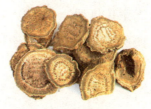
生大黄

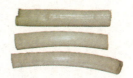
葱白

### 功效主治

清热解毒消肿。适用于流行性腮腺炎。

### 用法

将大黄研末，葱白捣烂，两者调成糊，涂患处。每日 1 次。

## 方三

### 药物组成

苍术、高良姜、煅白矾各等份，葱白 1 根。

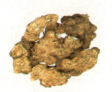
苍术

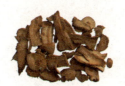
高良姜

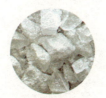
煅白矾

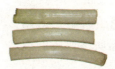
葱白

### 功效主治

消肿化痰。适用于流行性腮腺炎。

### 用法

上药研末与葱白共捣成膏，贴脐，外用胶布固定。可煎绿豆汤频饮取汗。

# 小儿遗尿

小儿遗尿症又称夜尿症，是指3周岁以后仍不能控制排尿，又无神经系统或泌尿生殖系统器质性病变，临床表现上没有排尿困难或剩余尿，尿液检查正常，而在夜间入睡后产生无意识排尿，中医认为主要是肾气不足、膀胱不能制约小便所致。治疗本病虚证以温肾固涩，健脾补肺为主；实证以泻肝清热利湿为主，配合针灸、激光、外治等法治疗。

## 方一

### 功效主治

收敛固尿。适用于小儿遗尿。

### 药物组成

煅龙骨、五倍子各等份。

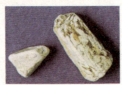
煅龙骨

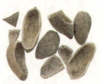
五倍子

### 用法

共研细，以冷开水调成厚糊状，涂敷神阙穴上，外以肤疾宁贴紧，但只宜暂用，勿使泄气。隔日换药1次，2周为1疗程。

## 方二

### 功效主治

通阳解毒。适用于无器质性原因的小儿遗尿症。

### 药物组成

连须葱白3根，硫黄30克。

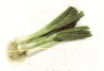
连须葱白

硫黄

### 用法

上药共捣如泥。于患儿临睡前将上药敷于脐上，外用纱布覆盖固定，8～10小时后除掉。

# 婴儿湿疹

婴儿湿疹，俗称"奶癣"，是一种过敏性皮肤疾患。由于素体脾虚湿重，内蕴胎毒，外感风热而成，或因消化不良，衣物摩擦，肥皂或热水洗拭等刺激而诱发。好发于两颊、前额、颈项、胸腋，波及全身。皮疹为多形性，有斑疹、丘疹、水疱、糜烂、渗液、结痂，分布对称。患部瘙痒剧烈，愈后容易复发成慢性。多见于出生后2个月左右的婴幼儿，在1～2岁断奶后绝大多数能自愈，不留疤痕。冬季较重，夏季较轻。

## 方一

### 药物组成

鲜马齿苋30克。

鲜马齿苋

### 功效主治

清热解毒。适用于婴儿湿疹。

### 用法

鲜马齿苋加水2000～3000毫升煮沸15～20分钟，待温凉后，用纱布蘸药水拧挤，使之干湿合适，然后将湿纱布放在湿疹处稍加压5～6分钟后取下，反复操作30～60分钟，每日2～4次。手足、阴囊部湿疹可改用泡洗法，每次30～60分钟，每日3～4次。

## 方二

### 药物组成

煅石膏、煅蛤壳各30克，青黛、黄柏、轻粉各15克。

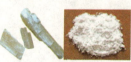   

煅石膏　　煅蛤壳　　青黛　　黄柏　　轻粉

### 功效主治

清热解毒，燥湿杀虫。适用于婴儿湿疹。

### 用法

诸药共研为细末，备用。湿疹局部渗液者，用药粉撒布患处；皮肤肥厚皲裂者，可用香油调和外搽患处。

# 小儿汗证

汗证是指不正常出汗的一种病症,即小儿在安静状态下,日常环境中,全身或局部出汗过多,甚则大汗淋漓。多发生于5岁以下小儿。汗证以虚为主,补虚是其基本治疗原则。肺卫不固者益气固卫,营卫失调者调和营卫,气阴亏虚者益气养阴,湿热迫蒸者清化湿热。除内服药外,可配合敷贴治疗。

## 方一

**功效主治**

凉血止汗。适用于小儿盗汗。

**药物组成**

郁金粉24克,牡蛎粉0.6克。

郁金粉

牡蛎粉

**用法**

上药和匀以米汤适量调和,分为2份,放在患儿左右乳中穴,用胶布贴好。24小时后更换1次,连续外敷3~4天即可。如皮肤接触胶布处出现红、痒或起疱流水现象者,亦可隔日使用。

## 方二

**功效主治**

降火止汗。适用于小儿汗证。

**药物组成**

五倍子1个,醋适量。

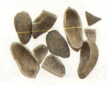
五倍子

醋

**用法**

将五倍子研细末,用醋和作1小饼,贴肚脐。

# 小儿厌食症

厌食症是指小儿较长时间见食不贪，食欲降低，甚则拒食的一种病症。中医认为小儿脾胃娇嫩，胃肠消化功能不全，若受冷暖刺激、饥饱失调或贪吃生冷，就会损伤脾胃，引起小儿胃口不好，饮食不下。本症中医称之为"纳呆""恶食"，病久不愈可转为"疳积"。

## 方

### 药物组成

黄连、槟榔、莱菔子、枳实、甘松各10克。

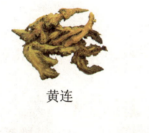
黄连

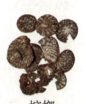
槟榔

莱菔子

枳实

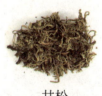
甘松

### 功效主治

通便导滞清热。适用于食滞肠胃所致小儿厌食症。

### 用法

将上药共碾成粗末，在锅内炒热，用布包裹，热熨腹部，冷则再炒再熨，持续40～60分钟，每日热熨2～3次。

# 小儿急惊风

惊风是小儿时期常见的病症，为儿科四大症之一。多见于1~5岁的婴幼儿，临床以四肢抽风，惊厥神昏为特征。小儿急惊风发病急骤，表现为壮热不已，呕吐烦躁、龀齿惊啼，痰涎壅盛，颈项强直、目睛上视、牙关紧闭、唇口焦干、四肢抽搐、神志昏迷等。急惊风与癫痫都有抽搐昏迷，但癫痫反复发作，醒后如常人，不发热，多见于学龄期儿童。治当清热豁痰、镇惊息风。

## 方一

**药物组成**

黄连、牛黄各适量。

**功效主治**

清热止惊。适用于高热，惊悸抽搐。

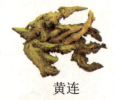
黄连

牛黄

**用法**

上药研细末调湿，敷神阙穴（肚脐）上，外用胶布固定。

## 方二

**药物组成**

栀子7克，雄黄1.5克，冰片0.3克，鸡蛋1个，麝香0.1克。

**功效主治**

清热止惊。适用于小儿温病，热入心包所致之高热昏迷，惊风抽搐。

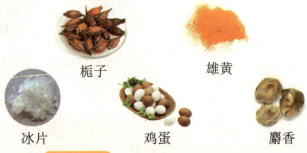
栀子　雄黄　冰片　鸡蛋　麝香

**用法**

上药共研末，用蛋清调为糊，敷于神阙穴（肚脐）上，外用纱布覆盖，胶布固定，每日换药1次。

# 小儿口疮

口疮是指以口腔内黏膜、舌、唇、齿龈、上腭等处发生溃疡为特征的一种小儿常见的口腔疾患。口疮发生于口唇两侧者,又称燕口疮;满口糜烂,色红作痛者,又称口糜。任何年龄均可发生,以2~4岁的小儿多见。一年四季均可发病。可单独发生,也常伴发于其他疾病之中。小儿口疮一般预后良好;若失治、误治,体质虚弱,可导致重症,或反复发作,迁延难愈。

## 方一

**药物组成**

吴茱萸15克。

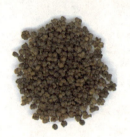

吴茱萸

**功效主治**

引火归元。可治疗口疮溃烂疼痛,对咽痛亦有一定疗效。

**用法**

上药炒焦研末,用醋调成糊状,敷双足涌泉穴,伤湿止痛膏或胶布固定,1~2日换药1次。

## 方二

**药物组成**

细辛、肉桂、吴茱萸各1.5克。

  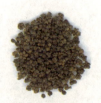

细辛　　　肉桂　　　吴茱萸

**功效主治**

祛风散寒,止痛。虚火上炎所致的小儿口疮。

**用法**

上药炒焦,研细末过筛后再加入适量小麦麸皮,用温开水调和做成2个小饼子(视足掌心的大小而定麸皮的量)。每晚用药饼1个,按男左女右敷一侧涌泉穴,再用绷带固定,第2天白天去掉,晚上按同样方法敷1次。

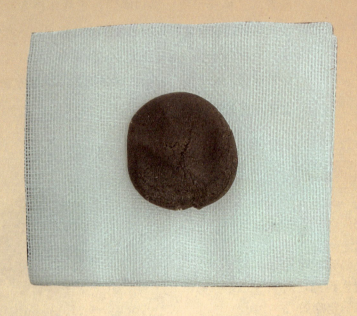
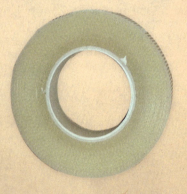

# 第八章
## 骨伤科敷贴良方

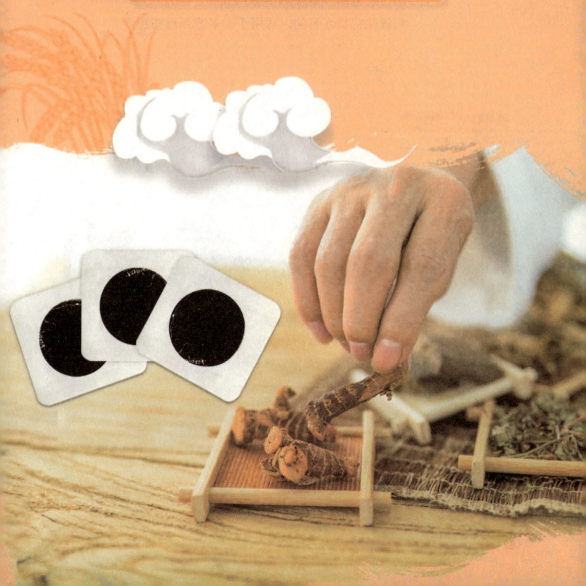

# 颈椎病

颈椎病是由于颈部长期劳损，颈椎及其周围软组织发生病理性改变或骨质增生等，导致颈神经根、颈部脊髓、椎动脉及交感神经受到压迫或刺激而引起的一组复杂的症候群。一般出现颈僵，活动受限，一侧或两侧颈、肩、臂出现放射性疼痛，头痛头晕，肩、臂、指麻木，胸闷心悸等症状，多为外感风寒湿邪，体内气血运行不畅所致。另外，各种慢性损伤也会造成颈椎及其周围肌肉不同程度的损伤。敷贴可缓解局部肌肉痉挛，改善局部血液循环，达到解除症状之目的，适用于大多数颈椎病患者。

## 方一

**药物组成**

红花、茜草、川乌各10克。

**功效主治**

祛风除湿，活血通络。适用于颈椎病。

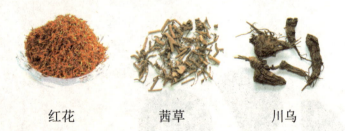

红花　　　茜草　　　川乌

**用法**

准备60%乙醇100毫升，将上药浸泡于乙醇中，浸泡时间为72小时，而后过滤装瓶备用。根据患处部位的大小范围，将配好的药液浸泡纱布块，然后敷于患处，每日2～3次，10日为1个疗程。

## 方二

**药物组成**

葛根、桂枝、当归、赤芍各12克,威灵仙18克,鸡血藤30克,豨莶草30克,肉苁蓉20克,骨碎补21克。

**功效主治**

活血通络。适用于颈椎病。

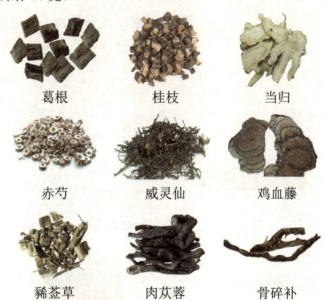

葛根　桂枝　当归
赤芍　威灵仙　鸡血藤
豨莶草　肉苁蓉　骨碎补

**用法**

将上药连煎2次,共煎药汤1盆,置炉上保温,用厚布蘸药汤乘热敷患部30分钟,药汤重煎可连用3天。配合针灸,针刺风池、风府、大椎、天柱、大椎、肩髎效果更佳。

## 方三

**药物组成**

威灵仙、红花、透骨草各30克,米醋适量。

**功效主治**

活血散寒止痛。适用于瘀血阻滞所致颈椎病。

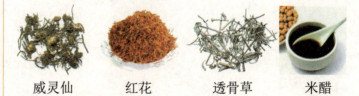

威灵仙　红花　透骨草　米醋

**用法**

煎水溻洗患处,每日1次。

# 肩周炎

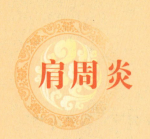

肩周炎又称漏肩风、五十肩、冻结肩,是以肩关节疼痛和活动不便为主要症状的常见病症。中医认为肩周炎的发病与气血不足、外感风寒湿邪及闪挫劳伤有关,肩周筋脉不畅,致使气血不通而痛,遂生骨痹。敷贴可改善患部的血液循环,加速渗出物的吸收,起到通络止痛的作用。

## 方一

**药物组成**

鲜石菖蒲、鲜老橘叶、鲜姜各50克,白酒适量。

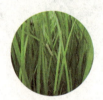

鲜石菖蒲

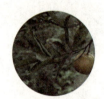

鲜老橘叶

**功效主治**

祛风除湿,散寒止痛。适用于肩周炎。

鲜姜

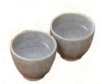

白酒

**用法**

将前3味药放入铜瓢内捣烂,放在火炉上用白酒炒到用火柴可以点燃为度,用布包裹,在肩关节处熨治,每日3～4次。

## 方二

### 药物组成

川乌、草乌、樟脑各 90 克。

川乌

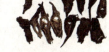
草乌

樟脑

### 功效主治

祛寒湿，止痹痛。适用于肩周炎。

### 用法

上药共研细末，瓶贮备用。根据疼痛部位大小，取药末适量，用陈醋调成糊，匀敷于压痛点，厚约 0.5 厘米，外覆敷料，然后用热水袋敷 30 分钟，每日 1 次，一般 3 次即可显效。

## 方三

### 药物组成

全蝎、细辛各 20 克，川乌、草乌各 30 克，冰片 10 克。

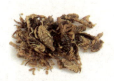

全蝎　　　细辛

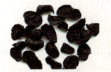
川乌

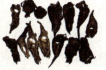
草乌

冰片

### 功效主治

散寒止痛。主治肩周炎。

### 用法

上药共研细末，加凡士林调匀制成 200 克软膏。用时将膏药均匀涂在患处或疼痛部位，胶布固定，5 日换药 1 次，5 次为 1 个疗程。

# 软组织损伤

软组织损伤是一种由于牵拉、挤压或长期超负荷工作引起骨组织损伤的疾病，是常见的骨科疾病的一种。典型症状为疼痛、肿胀、畸形、功能障碍。软组织损伤属中医跌打损伤的范畴。中医治疗这种病有许多经验并总结了许多方法，原则为活血散瘀、行气止痛、消肿。

## 方一

**药物组成**

韭菜适量。

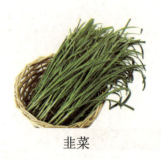

韭菜

**功效主治**

行气理血。适用于跌打伤筋。

**用法**

捣烂敷于患处。

## 方二

**药物组成**

芥子50克，醋适量。

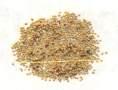

芥子

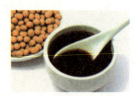

醋

**功效主治**

活血化瘀。适用于跌打损伤、瘀血肿痛。

**用法**

芥子研为末，用水润湿，加醋调成糊状。抹在纱布上敷于患处，3个小时后取下，隔2～3日再换敷1次。

## 方三

### 功效主治

活血化瘀，散郁开结。适用于软组织损伤。

### 药物组成

西红花3克，白酒少许。

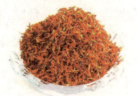
西红花

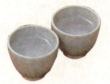
白酒

### 用法

西红花煎汁，加白酒，敷患处。

## 方四

### 药物组成

黄连、黄柏、青黛、板蓝根各3克，冰片0.6克。

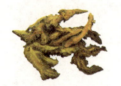
黄连

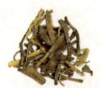
黄柏

### 功效主治

清热解毒，消肿。对跌打导致的外伤有一定的疗效。

青黛

板蓝根

冰片

### 用法

上药共研细末，加凡士林调匀制成200克软膏。使用时，可用洗净的食指蘸点儿水，再蘸上药粉直接涂抹在患处，也可用药棉蘸药粉擦患处。如果伤情严重，每2小时擦1次；不严重者，每4小时擦1次。

# 足跟痛

足跟痛指以一侧或双侧足跟疼痛，行走不便为主的病症，多见于中老年患者。常与肝肾亏虚，气血不足，风寒湿邪侵袭及外伤、劳损等因素有关。敷贴治疗足跟痛有一定疗效，但一些难治病例需坚持治疗，还可配合针灸、艾灸、耳针等方法综合施治。

## 方一

**药物组成**

川芎10克。

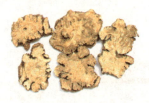

川芎

**功效主治**

活血散寒止痛。适用于足跟痛。

**用法**

将川芎研成细末，铺匀在细布上包好，放于袜内，让其接触足跟即可，连用30日。

## 方二

**药物组成**

仙人掌适量。

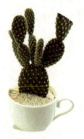

仙人掌

**功效主治**

清热解毒，祛寒散瘀。用治足跟痛。

**用法**

取2年以上生长健壮的仙人掌，将仙人掌上的刺去掉，然后切碎捣烂为泥，敷于足跟痛处。每日更换1次，连续敷用5～6日可愈。

## 方三

### 功效主治

祛风除湿，散寒止痛。适用于足跟痛。

### 药物组成

川芎、威灵仙各45克。

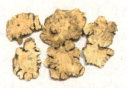

川芎　　　　威灵仙

### 用法

将川芎、威灵仙研成细末，分装在薄布袋里，每袋装药面30克，将药袋放入鞋里，直接与痛处接触，每次用药1袋，每日换药1次，3个药袋交替使用，换下的药袋晒干后仍可用。一般用药1日后疼痛减轻，20日后疼痛消失。

## 方四

### 药物组成

川芎30克，川乌10克，全蝎、蜈蚣各5克，麝香2克。

### 功效主治

活血散寒止痛。适用于足跟痛。

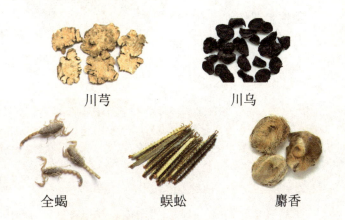

川芎　　　　川乌

全蝎　　　蜈蚣　　　麝香

### 用法

将上药共研细末，用少量食醋调和成稠糊，按足跟面积大小，将药膏涂在白布上，用胶布或绷带将其固定在患处，隔2日换药1次。

# 急性腰扭伤

急性腰扭伤亦称"闪腰",是较为常见的一种外伤,好发于下腰部,以青壮年为多见。患者伤后腰部活动受限,不能挺直,俯、仰、扭转感到困难,咳嗽、喷嚏、大小便时疼痛加剧。腰肌扭伤后,一侧或两侧当即发生疼痛;有时可以受伤后半天或隔夜才出现疼痛,腰部活动不利,静止时疼痛稍轻、活动或咳嗽时疼痛较甚。检查时有明显的局部肌肉紧张、压痛及牵引痛,但无瘀血现象。敷贴能行气活血、舒筋通络、解痉止痛。

## 方

### 药物组成

生大黄60克,葱白头5根,生姜适量。

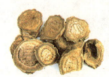
生大黄

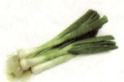
葱白头

生姜

### 功效主治

急性腰扭伤。

### 用法

将生大黄研成细粉调入生姜汁半小杯,加开水适量,使成糊状备用。用时将葱白头捣烂炒热,用布包好,在痛处揉擦至局部皮肤发红,觉烧灼感为止,然后以上药1/4敷患处,覆以纱布,每日1次。

# 骨折

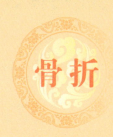

骨的完整性遭到破坏或连续性中断时，称为骨折。按外伤造成的后果，分为闭合性骨折、开放性骨折；按骨折程度，可分为不完全骨折（仍有部分骨质相连）和完全骨折（骨质完全离断）。骨折发生后，应及时就医。骨折初期因新伤骨折，经脉受损，出现出血、肿胀、疼痛等症状。敷贴可活血化瘀、消肿止痛。

## 方一

### 药物组成

生栀子、生大黄、蒲公英、土鳖虫、生木瓜各60克。

### 功效主治

活血化瘀，消肿止痛。适用于骨折、伤筋初期，局部肿胀疼痛明显者。

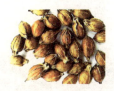

生栀子

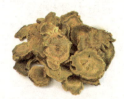

生大黄

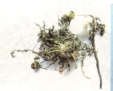

蒲公英

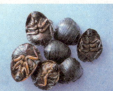

土鳖虫

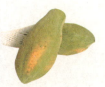

生木瓜

### 用法

共研细末，饴糖调后局部外敷，每日换药1次。

## 方二

### 药物组成

白药子适量。

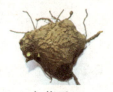
白药子

### 功效主治

活血化瘀，消肿止痛。适用于骨折。

### 用法

共研细末，饴糖调敷局部，隔日换药1次。

## 方三

### 药物组成

当归、赤芍、红花、续断、杜仲、自然铜、乳香、没药、羌活、独活各90克。

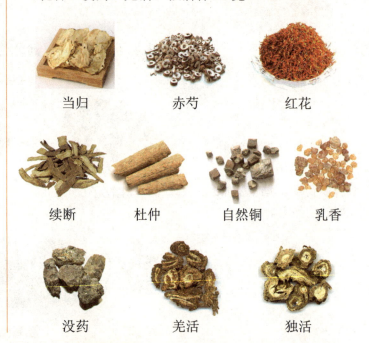

当归　　赤芍　　红花

续断　　杜仲　　自然铜　　乳香

没药　　羌活　　独活

### 功效主治

活血化瘀，消肿止痛。适用于骨折。

### 用法

用时对患肢先进行复位固定，根据患部的大小取适量药粉和白酒放入锅内拌湿为度，然后在火上加热至粉散开不成团，待稍冷后敷患处并用绷带包扎固定。每日1次，一般用药15次左右。

# 足跟骨刺

足跟骨刺即足跟骨质增生，其症状是足跟压痛，走路时足跟不敢用力，有石硌、针刺的感觉，活动开后，症状减轻。一般主要以保守治疗为主，通过药物的内服、外用，配合物理理疗，控制病情发展。

## 方一

### 功效主治

祛风除湿，活血止痛。适用于足跟骨刺疼痛。

### 药物组成

川乌30克，白酒适量。

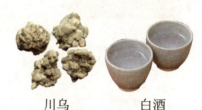

川乌　　白酒

### 用法

将川乌研细末加白酒调成糊状，晚上睡觉前用温水将脚洗净，把药平摊足跟疼痛处，外以塑料纸包好。

### 备注

此为一足跟用量。川乌以生者为优，白酒以粮食酒为好。病去即止，不可久用。

## 方二

### 功效主治

消瘀止痛。适用于足跟骨刺。

### 药物组成

当归20克，川芎、乳香、没药、栀子各15克。

当归　　川芎　　乳香　　没药　　栀子

### 用法

上药研细末，将药放在白纸上，药粉面积按足跟大小，厚约0.5厘米，然后放在热水杯上加温加压后，药粉呈片状，放在患足跟或将药粉装入布袋内放于患处，穿好袜子。

# 踝关节扭伤

在外力作用下,关节骤然向一侧活动而超过其正常活动度时,引起关节周围软组织如关节囊、韧带、肌腱等发生撕裂伤,称为关节扭伤。轻者仅有部分韧带纤维撕裂,重者可使韧带完全断裂或韧带及关节囊附着处的骨质撕脱,甚至发生关节脱位。中医认为,本病的发生是外伤等因素使踝部的经脉受损,气血运行不畅,经络不通,气滞血瘀所致,敷贴可活血化瘀、消肿止痛。

## 方一

**药物组成**

新鲜山小橘叶适量。

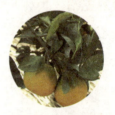

新鲜山小橘叶

**功效主治**

消瘀散结。适用于关节扭伤。

**用法**

采摘新鲜山小橘叶,每次用6～8片重叠起来,外敷于关节肿胀部位,然后用绷带包扎,外露山小橘叶两端。每天换药1次,第2次换药时,即可见患处明显消肿,通风半小时后再敷药。

## 方二

**药物组成**

鲜土牛膝适量。

鲜土牛膝

**功效主治**

活血祛瘀,泻火解毒。适用于踝关节扭伤,局部肿痛,行走困难。

**用法**

将鲜土牛膝捣烂,加少许食盐和匀,涂敷患处,外用绷带固定,每日1次。

# 肥大性脊柱炎

肥大性脊柱炎是脊柱的关节退化、关节软骨被破坏所致的慢性关节炎，属中医"骨痹"范畴。

## 方一

### 药物组成

透骨草、当归、赤芍、生地黄各12克，五加皮、五味子、山楂各15克，红花、羌活、独活、防风各10克，炮附子6克，花椒30克。

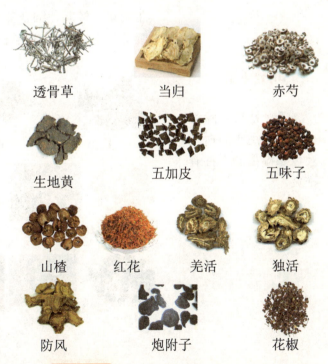

透骨草　当归　赤芍
生地黄　五加皮　五味子
山楂　红花　羌活　独活
防风　炮附子　花椒

### 功效主治

活血通络，散寒止痛。适用于肥大性脊柱炎。

### 用法

上药装入布袋内，扎紧放盆内，加水煎煮15分钟，稍晾温，敷患处。每次30分钟，每日2次，10～15日为1个疗程。

## 方二

### 功效主治

活血行气，祛风止痛。适用于肥大性脊柱炎。

### 药物组成

川芎适量。

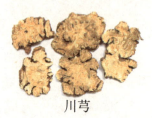
川芎

### 用法

将川芎研细末，装入小布袋内，治肥大性脊柱炎时将小布袋敷在痛点处。治疗跟骨骨刺时，将小布袋垫鞋内，小布袋内的川芎散可每周一换。

## 方三

### 药物组成

土鳖虫、白薇各20克，食盐30克，生半夏、生南星、续断、细辛各15克，生川乌、生草乌、阿魏各10克，白芥子5克。

### 功效主治

活血祛瘀，除湿止痛。适用于瘀血型及风寒湿型肥大性脊柱炎。

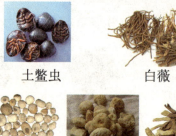

土鳖虫　　白薇　　食盐

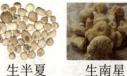
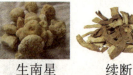

生半夏　　生南星　　续断　　细辛

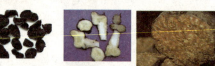

生川乌　　生草乌　　阿魏　　白芥子

### 用法

上述药物酒炒后研末，用陈醋拌湿，再炒热装入布袋热熨患处，每次40分钟，每日1次，10次为1个疗程。

# 膝关节骨性关节炎

膝关节骨性关节炎属中医"骨痹"范畴。患者多年老、病久，多发于身体负重或活动较多的关节，中医认为肝肾两亏、气血双虚、筋骨不坚乃本病的主要病机。治则应以补肝肾、益气血及壮筋骨为根本，同时提倡内外兼治，中西兼顾，以内治为主，兼用外治。

## 方

### 药物组成

芙蓉叶、重楼、透骨草、川芎、威灵仙、鸡血藤、生南星、续断、生地黄、骨碎补各等份。

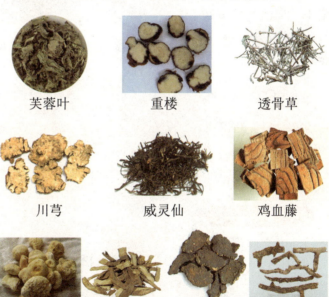

芙蓉叶　　重楼　　透骨草

川芎　　威灵仙　　鸡血藤

生南星　　续断　　生地黄　　骨碎补

### 功效主治

消肿止痛。适用于增生性膝关节炎（变形性膝关节炎、膝关节肥大性关节炎）。

### 用法

上药各等份研末，用温开水调成糊状，加适量凡士林及冬绿油做成膏剂。敷患处，每2日更换1次。

# 骨关节结核

骨关节结核是结核杆菌侵入骨或关节而引起的破坏性病变。发病部位多数在负重大、活动多、容易发生劳损的骨或关节。最好发部位是脊柱，其次是髋、膝、足、肘、手等。

## 方一

**功效主治**

活血散瘀，燥湿温中。用治骨关节结核、淋巴结核、寒性脓肿等。

**药物组成**

白萝卜5000克，西红花60克，丁香花30克。

白萝卜

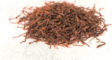
西红花

丁香花

**用法**

将白萝卜洗净，切碎，加水煮沸，去渣，续加温熬至黑色膏药样；另以西红花、丁香花加水1500毫升，熬至500毫升，与上膏放在一起再煎至稠厚如膏药。埋于地下1米，6个月后即可使用。将膏药摊布上敷于患处，或填充空洞处，每日或隔日换药1次。

## 方二

**功效主治**

清热解毒，散瘀消肿。适用于骨关节结核溃不收口。

**药物组成**

蜈蚣、松香粉各等份，醋适量。

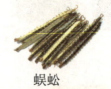
蜈蚣

松香

醋

**用法**

将蜈蚣研成细粉，与松香粉混合，用醋调成糊，取药糊敷于患处，涂后烂肉、烂骨随脓排出，将愈时有奇痒。